Legende:
- Saison heimischer Lebensmittel (dunkelgrün)
- Lagerware heimischer Lebensmittel (hellgrün)
- Importware (gelb)

Lebensmittel	JAN	FEB	MÄR	APR	MAI	JUN	JUL	AUG	SEP	OKT	NOV	DEZ
Litchis	Import	Import	Import	Import	Import	Import	Import	Import	Import	Import	Import	Import
Mandarinen	Import	Import	Import	Import	Import	Import	Import	Import	Import	Import	Import	Import
Mangos	Import	Import	Import	Import	Import	Import	Import	Import	Import	Import	Import	Import
Maracujas	Import	Import	Import	Import	Import	Import	Import	Import	Import	Import	Import	Import
Maronen	Import	Import	Import						Import	Import	Import	Import
Mirabellen							Import	AUG (Saison)	Import	Import		
Nektarinen	Import	Import	Import	Import	Import	Import	JUL (Saison)	AUG (Saison)	SEP (Saison)	Import	Import	Import
Orangen	Import	Import	Import	Import	Import	Import	Import	Import	Import	Import	Import	Import
Pampelmusen	Import	Import	Import	Import	Import	Import	Import	Import	Import	Import	Import	Import
Papayas	Import	Import	Import	Import	Import	Import	Import	Import	Import	Import	Import	Import
Pfirsiche	Import	Import	Import	Import	Import	Import	JUL (Saison)	AUG (Saison)	SEP (Saison)	Import	Import	Import
Pflaumen	Import	Import	Import	Import	Import	Import	JUL (Saison)	AUG (Saison)	SEP (Saison)	OKT (Saison)	Import	Import
Preiselbeeren	Import		Import	Import	Import		JUL (Saison)	AUG (Saison)	SEP (Saison)			
Quitten	Import	Import	Import	Import	Import					OKT (Saison)	NOV (Saison)	Import
Rhabarber				APR (Saison)	MAI (Saison)	JUN (Saison)						
Satsumas	Import	Import	Import	Import	Import	Import	Import	Import	Import	Import	Import	Import
Sanddornbeeren									SEP (Saison)	OKT (Saison)	NOV (Saison)	
Stachelbeeren						JUN (Saison)	JUL (Saison)					
Sternfrüchte	Import	Import	Import	Import	Import	Import	Import	Import	Import	Import	Import	Import
Walnüsse										OKT (Saison)	NOV (Saison)	
Wassermelonen	Import	Import	Import	Import	Import	Import	Import	Import	Import	Import	Import	Import
Weintrauben	Import	Import	Import	Import	Import	Import	Import	AUG (Saison)	SEP (Saison)	OKT (Lager)		
Zitronen	Import	Import	Import	Import	Import	Import	Import	Import	Import	Import	Import	Import
Zwetschgen	Import	Import	Import	Import	Import	Import	JUL (Saison)	AUG (Saison)	SEP (Saison)	OKT (Lager)	Import	

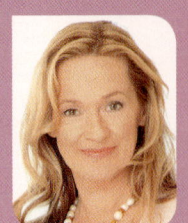

Sabine Wacker 18 Jahre, knapp 20 Bücher, 200 ausgebildete Basenfasten-Berater, die ersten Basenfasten-Hotels und unzählige begeisterte Fans: Das ist Sabine Wackers Basenfasten-Erfolgsgeschichte. Ihre Methode, die sie selbst gerne »Fasten mit Biss« nennt, gehört längst zu den beliebtesten Fastenarten im deutschsprachigen Raum. Kein Wunder – es gibt kaum eine einfachere und alltagstauglichere Art, den Körper zu entgiften und sich etwas richtig Gutes zu tun. Wenn das Ganze dann noch mit Schüßler-Salzen kombiniert wird, bekommt der Körper Power pur, ganz nach dem Motto: das Schlechte raus, das Gute rein! Frau Wacker ist Heilpraktikerin mit Medizinstudium und erstem Staatsexamen. Sie leitet seit 1994 eine Praxis in Mannheim, wo sie gemeinsam mit ihren Söhnen lebt, in ihrer basischen Küche neue Rezepte erprobt – und mit großer Begeisterung Tango tanzt.

· ·

Liebe Leserin, lieber Leser,

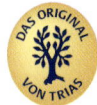

Sie halten ein Buch mit der Kennzeichnung »Das Original von TRIAS« in den Händen – und fragen sich vielleicht, was das bedeutet? Der TRIAS Verlag legt großen Wert darauf, gemeinsam mit seinen Autorinnen und Autoren »Original-Methoden« zu entwickeln, die einzigartig sind und die von uns erstmals publiziert werden. Seit der Erstveröffentlichung des Buches, das Sie in Händen halten, haben Verlag und Autor kontinuierlich an diesen speziell für unseren Verlag entwickelten Inhalten und der Erweiterung dieser »Original-Methode« gearbeitet. Mit unseren »Original-Methoden«-Büchern liegen Sie immer richtig – es sind allesamt Erfolgstitel im TRIAS Programm. Für das Vertrauen, das Sie uns schenken, bedanken wir uns bei dieser Gelegenheit sehr herzlich.

Ihr TRIAS Verlag

Sabine Wacker

Basenfasten & Schüßler-Salze

Die Power-Kombi zum Abnehmen

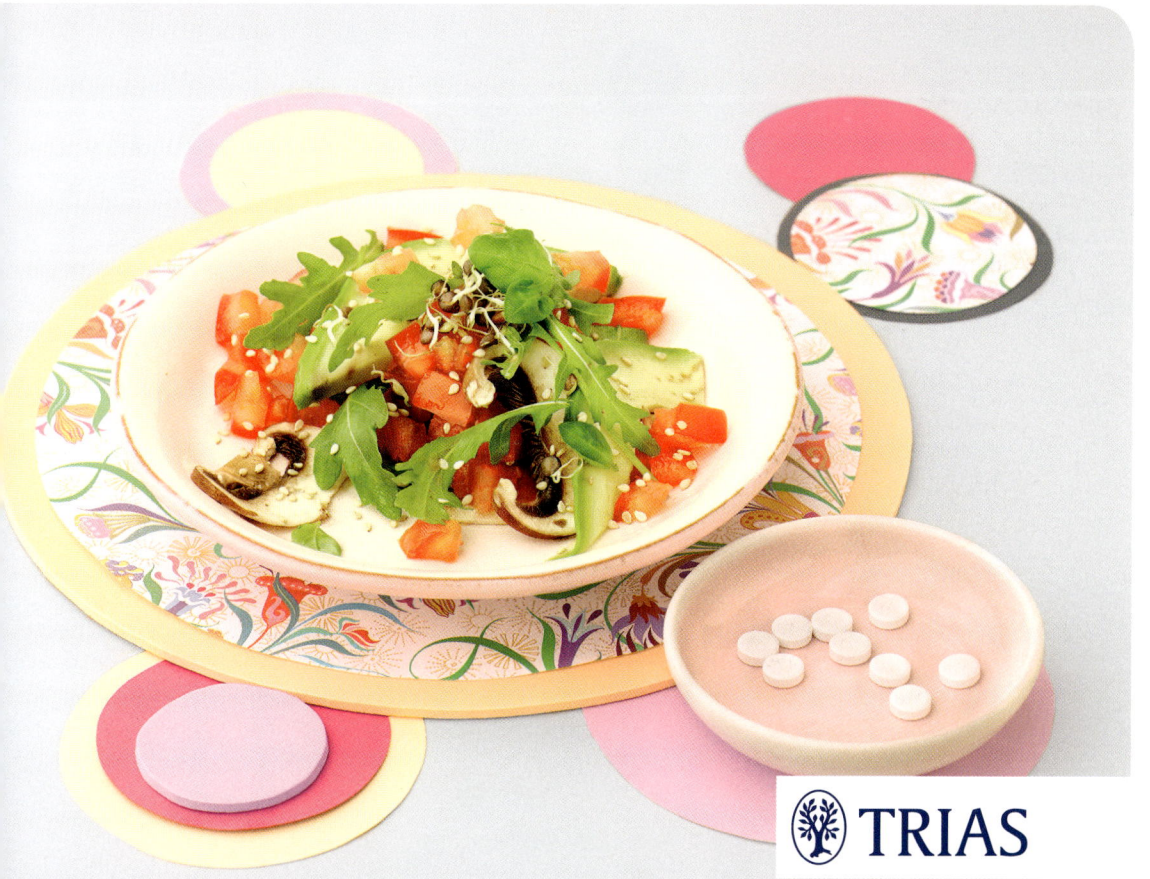

TRIAS

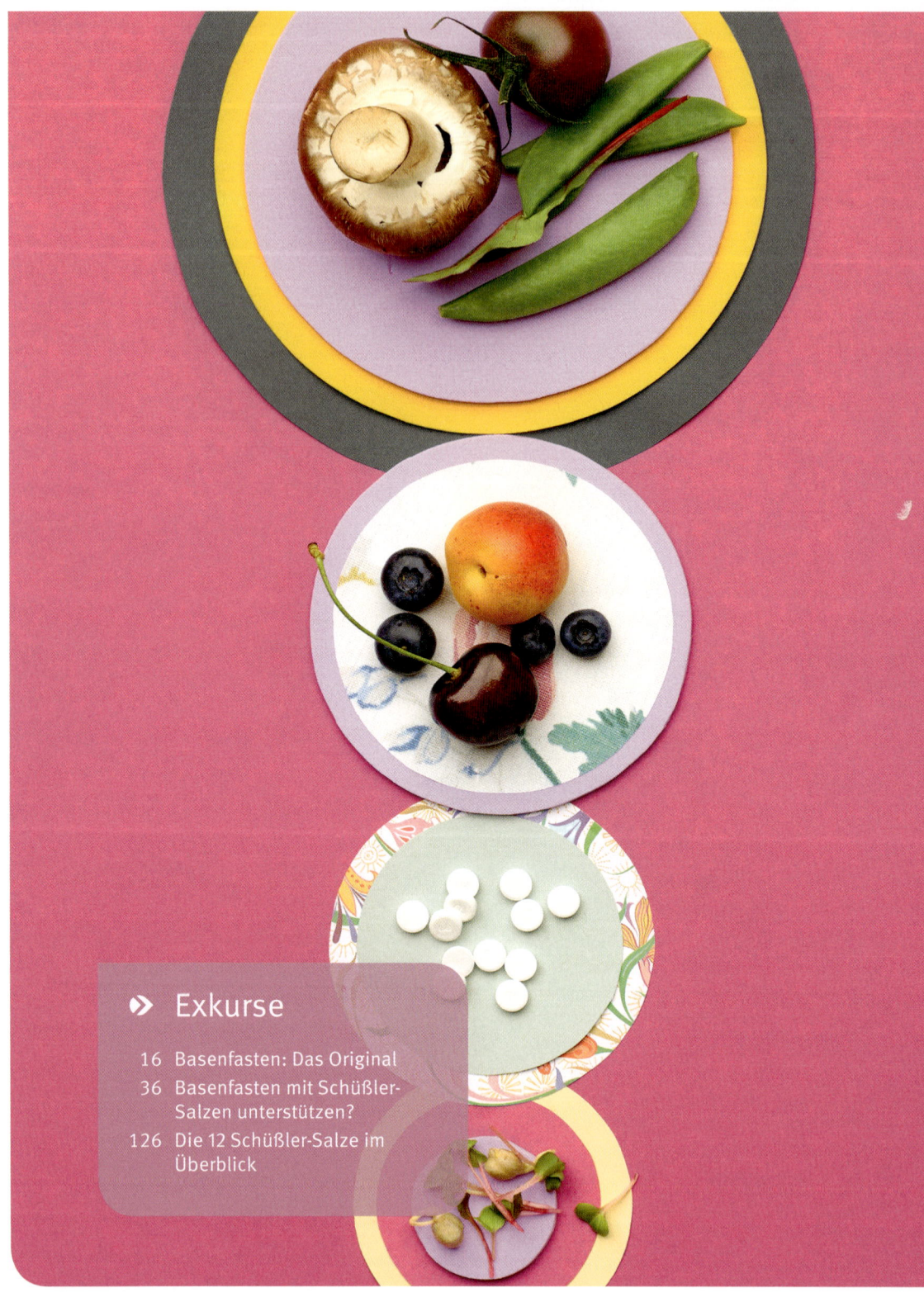

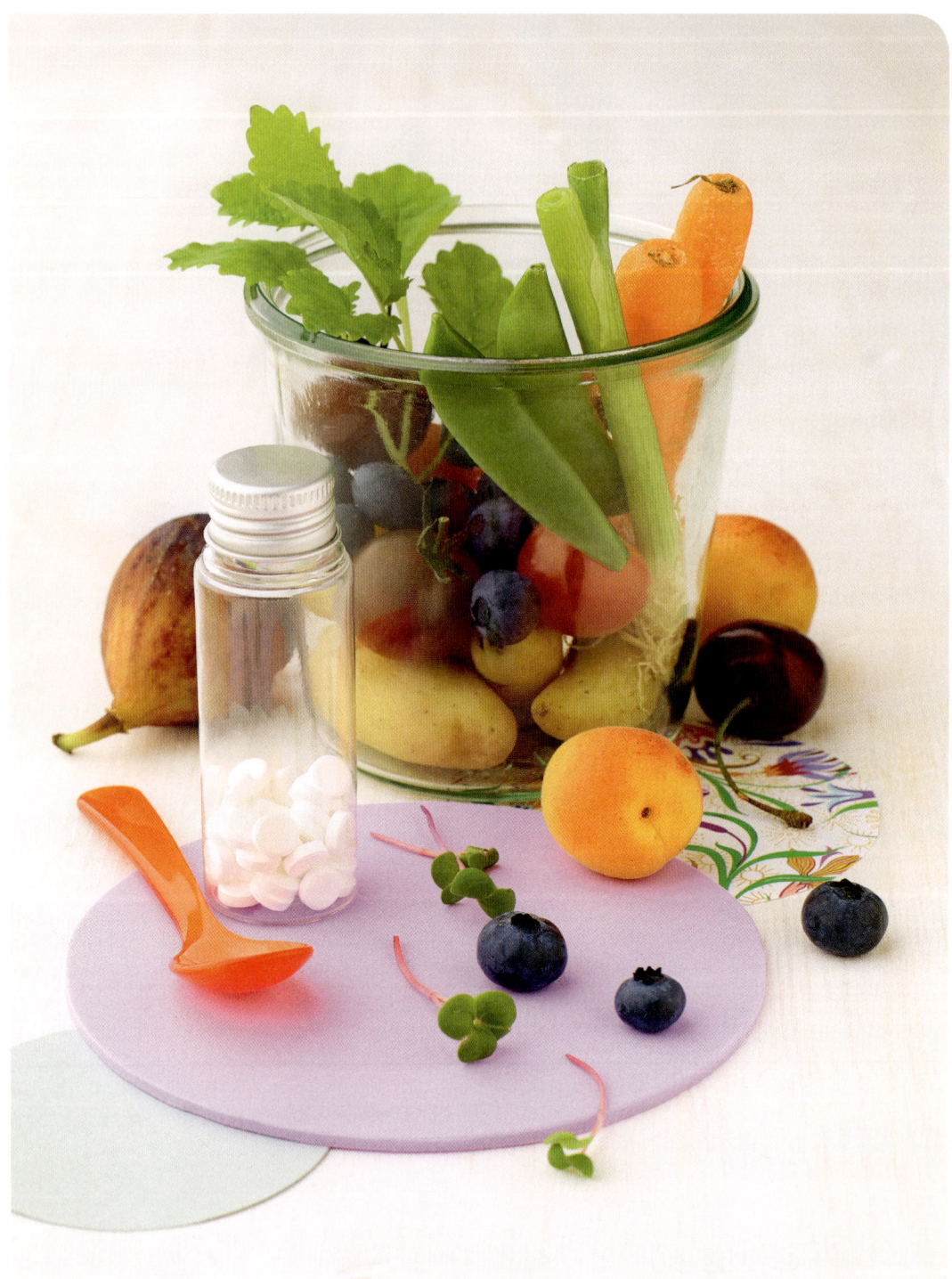

Liebe Leserinnen,

macht Schluss mit der Frage: »Bin ich denn während des Basenfastens ausreichend mit Vitaminen und Mineralien versorgt?« Die Angst vor Unterversorgung ist groß, dabei ist weniger oft mehr. Die Kombination der beiden Methoden – Schüßler-Salze und Basenfasten – ist so einfach wie genial: das Schlechte raus, das Gute rein. Sie lassen für eine Weile alle Säurebildner weg und füllen Ihre Speicher mit Vitalstoffen auf und zusätzlich führen Sie Ihrem Organismus gezielt Schüßler-Salze zu – so stärken Sie Ihr Immunsystem, Ihre Haut, Ihren Darm, Ihre Knochen.

In dieser zweiten völlig überarbeiteten Auflage dieses Buches habe ich den Schwerpunkt noch mehr auf die Versorgung mit Vitalstoffen während der Basenfastenwoche gelegt. Neue, noch vitalstoffreichere Rezepte zeigen, dass Basenfasten zwei Extreme miteinander verbindet: Einerseits entlasten Sie Ihren Organismus durch das Weglassen der Säurebildner – Sie fasten. Andererseits essen Sie mehr Vitalstoffe, als Sie dies sonst in Ihrem Alltag tun. Ein basisches Müsli oder ein grüner Smoothie enthalten mehr Power als ein Honigbrötchen. Die Devise dieses Buches: Säuren raus, Vitalstoffe rein!

Wenn Sie schon ein Basenfastenfan sind und schon einige Wacker-Bücher im Regal haben, können Sie sich auf die neuen Rezepte freuen, die dieses Buch enthält. Und bitte nicht ärgern, wenn ich auch hier wieder die Methode Basenfasten erkläre – das muss einfach in jedem Buch sein, denn für viele Leser ist das die erste Berührung mit Basenfasten ... da ist das Basiswissen angesagt.

Und nun wünsche ich Ihnen viel Spaß beim Power-Basenfasten!
Sabine Wacker

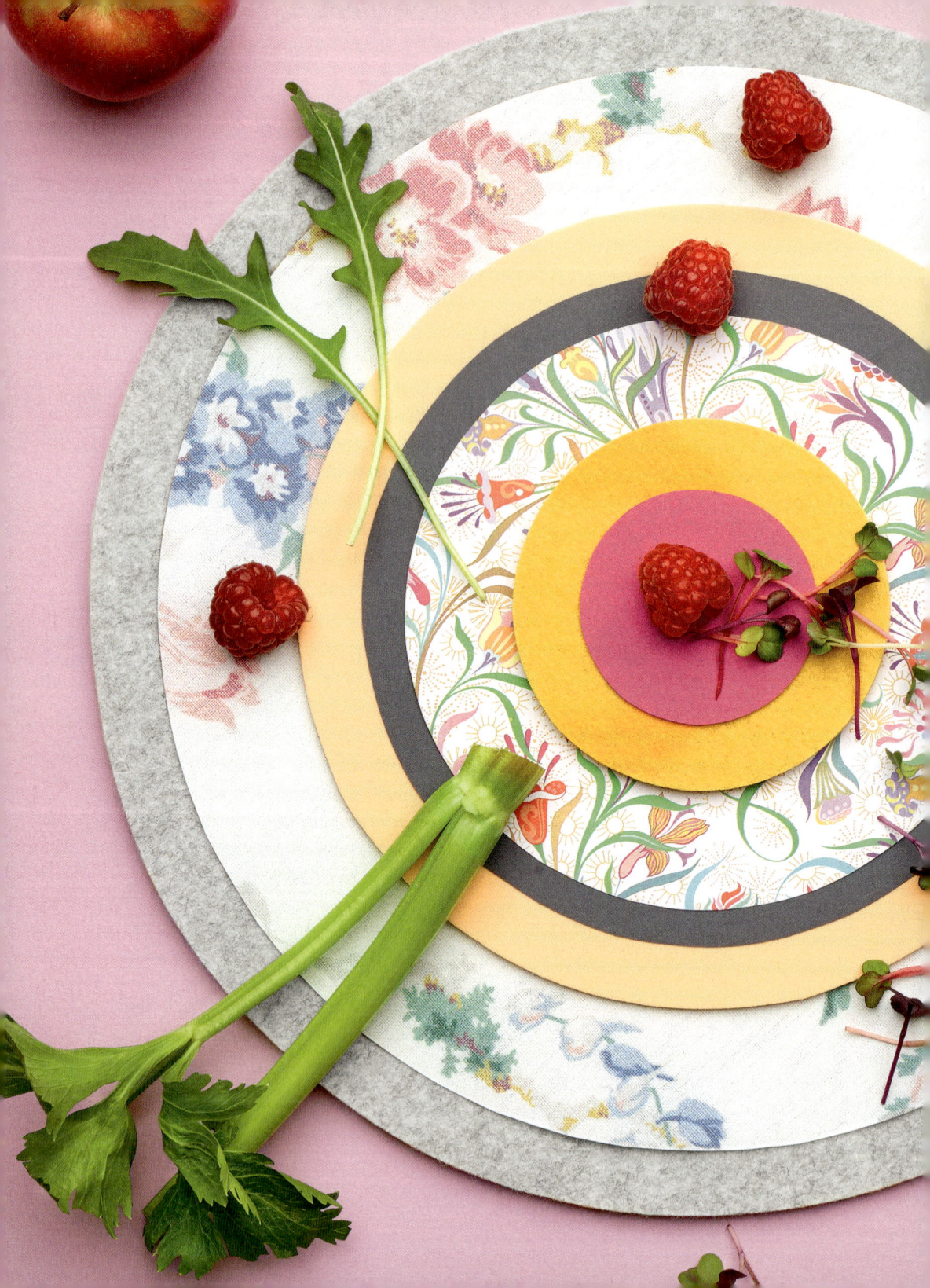

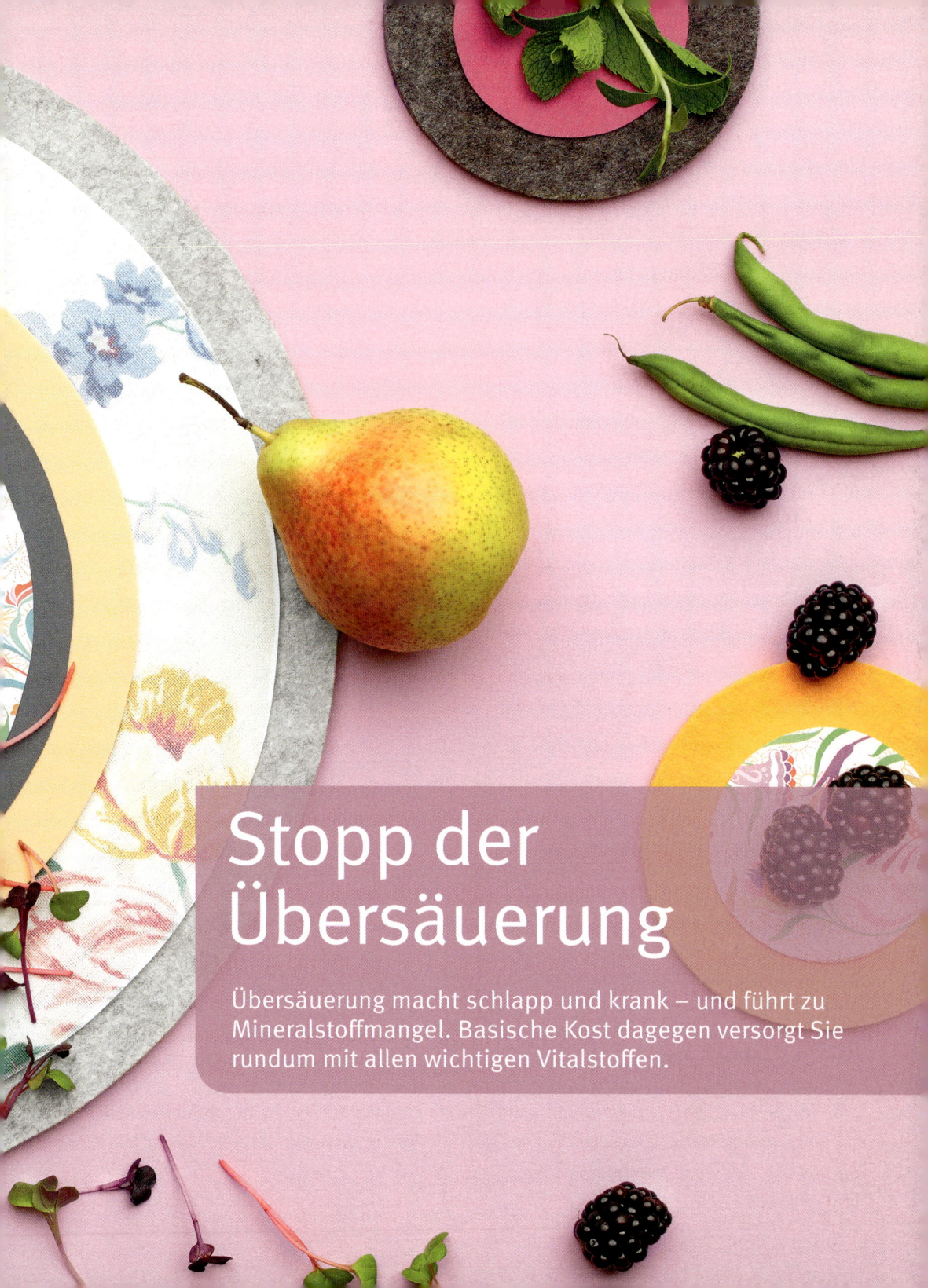

Stopp der Übersäuerung

Übersäuerung macht schlapp und krank – und führt zu Mineralstoffmangel. Basische Kost dagegen versorgt Sie rundum mit allen wichtigen Vitalstoffen.

Power-Kur für Ihre Gesundheit

Gehören Sie auch zu den Menschen, die in der Pause eben mal schnell einen Kaffee trinken, gerne Pasta essen und sich mit etwas Süßem belohnen?

Und dann kneift nicht nur irgendwann die Hose, auch der Stoffwechsel rächt sich und reagiert sauer. Denn: Vom Blickpunkt des Säure-Basen-Haushaltes aus gesehen sind all diese leckeren Sachen Säurebildner. Wenn Sie tagein tagaus zu viele Säurebildner auf Ihrem Speiseplan haben, entsteht ein Säureüberschuss im Körper. Früher oder später bremsen Müdigkeit und Antriebslosigkeit, Kopfschmerzen, Allergien, Hormonstörungen, Rheuma, Darmerkrankungen, Infektanfälligkeit, schlechte Verdauung oder unreine Haut Ihre Lebensfreude. Spätestens dann wird es Zeit, die Säuren wieder loszuwerden – Entsäuerung ist angesagt. Mit Basenfasten wird Entsäuerung zum Gesundheitserlebnis!

Denn Basenfasten heißt: genussvoll essen mit vielen köstlichen Leckereien aus der Natur und dabei gesund werden.

Jeder Tag steht unter einem anderen Motto

Mithilfe von Schüßler-Salzen unterstützen Sie Ihren Körper zusätzlich, Ihren Mineralienhaushalt wieder ins Gleichgewicht zu bringen. Jeder Tag der Basenfastenkur (Seite 63) in diesem Buch steht unter einem gesundheitlichen Motto – so gibt es einen Tag für mehr Knochen-Power (Seite 90), einen Tag für Muskeln und Bänder, einen Tag für Haut und Haare (Seite 86), einen Tag für das Immunsystem (Seite 74) usw. Die Rezepte sind so abgestimmt, dass an den jeweiligen Tagen die Nährstoffzusammensetzung optimal für die jeweilige Körper- bzw. Gesundheitssituation ist. Und übrigens: Einen basischen Tag für das Immunsystem, Ihre Knochen oder Muskeln können Sie jede Woche einlegen. Auch nach dem Basenfasten!

den Stoffwechsel und vor allem das Bindegewebe bei der täglichen Arbeit. Leichte oder schwere Funktionsstörungen bis hin zu Schmerzen sind Folgen solcher Säurerückstände. Zudem rauben Säurebildner wichtige Mineralien, die der Körper benötigt, um gesund und vital zu bleiben.

Säurebildner machen krank

Woher eigentlich kommt denn nun dieses Überangebot an Säuren in unserer Ernährung? Machen Sie Inventur in Ihrer Küche. Befinden sich da nicht mindestens 80 Prozent? Wer sich so ernährt, für den gibt es einen Nachteil, den jeder sehen kann: Säurebildner machen dick! Das ist nicht nur ein ästhetisches Problem. Und Übersäuerung macht krank: Allergien, Rheuma, Herz-Kreislauf-Erkrankungen und vieles mehr sind die Folge.

Normale Ernährung liefert reichlich Säurebildner

Basenfasten ist eine seit Jahren in unserer Praxis – und inzwischen auch in anderen Praxen – mit Erfolg erprobte Methode zur langfristigen Entsäuerung. Basenfasten ist der freiwillige Verzicht auf alle Säurebildner in der Nahrung für einen begrenzten Zeitraum – eine, zwei oder auch drei Wochen. Dahinter steckt der Gedanke, dass ein Großteil der modernen Lebensmittel im Körper zu Säuren umgebaut werden – folglich Säurebildner sind. Wenn Sie sich über einen längeren Zeitraum »normal« ernähren, kommt es zu einem Überangebot an Säuren im Körper.

Der Körper kann aber nur eine begrenzte Menge Säuren über Nieren, Leber, Darm, Lunge und Haut ausscheiden. Überschüssige Säuren bleiben im Körper, behindern

Die wichtigsten Säurebildner

- alle Fleisch-, Geflügel- und Wurstwaren
- Fleischbrühen
- Fisch
- Milch (außer Rohmilch)
- Milchprodukte, alle Käsesorten
- Eier

Getränke:
- Kaffee
- Schwarztee
- Grüner Tee

- Weißer Tee
- Früchtetee
- Softdrinks, Cola, Limonaden, Energydrinks
- Alkohol

Alle Getreidesorten:
- Vollkorngetreide
- Weißmehlprodukte (auch Nudeln)

Einige pflanzliche Lebensmittel:
- Zucker, insbesondere weißer Zucker
- alle Süßigkeiten, Eiscreme, Kuchen
- Honig
- Hülsenfrüchte (getrocknete), auch Sojabohnen
- Spargel, Artischocken, Rosenkohl
- Nüsse: Haselnüsse, Cashew-Kerne, Pinienkerne, Pecanüsse

Abnehmen dank Basenfasten

Für Gesundheitsprobleme gibt es stets mehr als eine Ursache. So sind auch Bewegungsmangel, ungünstiger Lebensrhythmus, Genussgifte und Stress wichtige Faktoren bei der Entstehung von Krankheiten. Daher besteht mein Anliegen nicht nur darin, dass Sie ihre Ernährung langfristig »basischer« gestalten und damit gesünder und vitaler werden. Damit Ihr gesamter Organismus aufatmen kann, habe ich Ihnen in diesem Buch ein Basenfastenprogramm mit besonders vitamin- und mineralstoffreichen Rezepten zusammengestellt und es mit der bewährten Mineralsalztherapie nach Dr. Schüßler kombiniert. Durch die Schüß-

ler-Salze wird Ihr Organismus angeregt, die mit der Nahrung aufgenommenen Mineralien noch besser zu verwerten. So werden Sie (wieder) schlank, fit und gesund!

Leiden Sie unter Vitalstoffmangel?

Neben Säurebildnern in der Ernährung und Stress können auch besondere Lebenssituationen zu einem sogenannten Vitalstoffmangel führen. Ist es unsere Zivilisationskost, die unsere Vitalstoffdepots ausraubt? Frei nach dem Motto: vollgestopft und dick, aber unterversorgt? Interessanterweise ist die Angst vor Mangel gerade in den Ländern der Welt am größten, in denen es den Menschen nicht an Nahrungsmitteln mangelt. Und tatsächlich gibt es zunehmend Menschen, die einen Mangel beziehungsweise einen erhöhten Bedarf an Vitalstoffen aufweisen.

Schüßler-Salze gleichen Mangel aus

Es gibt aber auch einen weiteren Grund, der zu einem Mangel an Vitalstoffen führen kann: die mangelhafte Aufnahmefähigkeit des Darms. So entpuppt sich bei näherer Betrachtung der Nährstoffmangel als ein Problem der richtigen Aufnahme und der richtigen Verteilung der Nährstoffe. Bereits vor etwa 130 Jahren war diese Erkenntnis für den

Oldenburger Arzt Dr. Wilhelm Schüßler die Grundlage für die Entwicklung seiner Mineralsalztherapie. Heute – 130 Jahre danach – ist seine Therapie so wichtig und aktuell wie nie. Warum? Um durch unsere Nahrung genügend mit Nährstoffen versorgt zu sein, müssen nämlich einige wichtige Voraussetzungen erfüllt sein.

Viele Menschen können jedoch vor allem die so lebenswichtigen Mineralien nicht mehr in genügender Menge aufnehmen. Warum? Durch die Überdüngung sind die Böden auslaugt, was den Vitalstoffgehalt in Gemüse verringert, und »raffinierte« Nahrungsmittel, stark verarbeitete Lebensmittel enthalten weniger Vitalstoffe. Aber auch Genussgifte und Stress erhöhen den Vitalstoffbedarf enorm und können so bei gleichzeitig vitalstoffarmer Ernährung zu einem Mangel führen.

Geschädigter Darm als Ursache

Darmwände, die durch Entzündungen oder aus anderen Gründen geschädigt sind, können ebenfalls nicht in genügendem Umfang Vitalstoffe aus der Nahrung oder aus Tabletten aufnehmen. Man spricht dann vom Syndrom des durchlässigen Darmes (leaky gut syndrome), das häufig im Zusammenhang mit chronischen Erkrankungen und Allergien auftritt.

Wenn man bedenkt, dass die Ursachen für diese Erkrankungen nun wieder in

Voraussetzungen für eine gute Vitalstoffversorgung

- Die Nährstoffe, die wir brauchen, müssen in der Nahrung auch enthalten sein.
- Diese Nährstoffe müssen in einem Zustand sein, in dem wir sie auch verwerten können.
- Unser Körper – vor allem unser Darm – muss in der Lage sein, die Nährstoffe aufzunehmen.
- Unser Körper muss diese Nährstoffe an die zuständigen Orte (Zellen, Organe, Gewebe) transportieren können.

der Lebens- und Ernährungsweise, insbesondere in der chronischen Übersäuerung liegen, schließt sich hier der Kreis: Entsäuerung, angefangen mit Basenfasten, und, falls notwendig, unterstützt von naturheilkundlichen Methoden wie der Biochemie nach Dr. Schüßler, ist der erste Schritt aus diesem Teufelskreis.

Achtung – Vitalstoffräuber!

- Stress und mangelnde Bewegung führen zur Übersäuerung und damit zu einer Unterversorgung mit Vitalstoffen.
- Zucker in jeglicher Form produziert bei seiner Verstoffwechselung viele Säuren. Das Gleiche gilt natürlich auch für stark zuckerhaltige Getränke, wie Cola, Energy-Drinks, Bionade und Limonaden.

- Durch Alkoholgenuss entstehen im Darm freie Radikale, die durch antioxidative Stoffe wie Vitamin C oder E nur bis zu einem gewissen Grad abgefangen werden können. Diese Radikalenentwicklung ist einer der Gründe, weshalb auch zu hoher Alkoholkonsum an der Entstehung von Darmkrebs mitbeteiligt ist.
- Wenn Sie Zigaretten rauchen, erhöht sich Ihr Bedarf an Vitamin C um ein Vielfaches. Das liegt daran, dass durch den Zigarettenrauch ebenfalls Oxidationsprozesse mit freien Radikalen entstehen.

Lebenssituationen mit erhöhtem Vitalstoffbedarf

Von diesem wie auch immer verursachten Vitalstoffmangel sind nun Lebensphasen abzugrenzen, die naturgemäß mit einem erhöhten Vitalstoffbedarf einhergehen. Ggf. kann es notwendig sein, die Vitalstoffzufuhr durch Tabletten, Pulver oder Tropfen zu decken:
- Schwangerschaft und Stillzeit
- langjährige chronische Erkrankungen, auch Krebserkrankungen
- Allergien und Nahrungsmittelunverträglichkeiten

Für Schwangere, Stillende und Menschen mit Allergien und Nahrungsmittelunverträglichkeiten ist eine basenreiche Vitalkost grundsätzlich empfehlenswert, also eine Ernährungsweise, wie ich sie nach dem Basenfasten empfehle.

Nicht aufs Geratewohl Nahrungsergänzungsmittel schlucken. Lassen Sie von Ihrem Arzt oder Heilpraktiker ermitteln, welche Vitalstoffe Sie in Extraportionen benötigen, denn besonders die Spurenelemente, aber auch die fettlöslichen Vitamine wie A und D sind bei Überdosierung gesundheitsschädlich – eine Info, die gerne verschwiegen wird, wenn man Zink (Seite 28), Selen (Seite 28) und Vitamin D (Seite 24) anpreist. Produkte aus biologisch-dynamischem Anbau haben aufgrund ihrer Anbauweise einen höheren Anteil an Nährstoffen – und nebenbei einen geringeren Pestizidanteil. Wenn man schon »Nährstoffkonzentrate« verwendet, sollten diese auch wirklich hochwertig sein. Ich kenne bislang nur sehr wenige Firmen, die den Großteil ihrer Rohstoffe aus biologischem Anbau beziehen. Es gibt eine Reihe von Rohstoffen für diese Nahrungsergänzungsmittel, die es weltweit nicht aus biologischem Anbau gibt.

Mineralienversorgung über Mineralwasser?

Wasser ist eine für den Körper sehr wichtige Substanz – immerhin besteht der menschliche Körper zu 70 bis 80 Prozent aus Wasser. Selbst im Zahnschmelz, der härtesten Substanz des Körpers, sind noch Wassermoleküle enthalten. Ohne Wasser kann ein Mensch nicht lange leben, ohne Essen schon. Die Qualität des Wassers spielt dabei eine wichtige Rolle.

Es gibt Untersuchungen, die belegen, dass Mineralien aus Mineralwasser vom Körper nicht oder nur unzureichend aufgenommen werden können. Man geht davon aus, dass die anorganischen Salze der Mineralwässer für den Stoffwechsel ungünstig aufbereitet sind.

Besser nicht: Leitungswasser

Leitungswasser in Städten ist nicht für das Basenfasten geeignet, da es oft Rückstände von Arzneimitteln, aber auch Schadstoffe aus alten Leitungen enthält, wie neuere Untersuchungen belegen – ganz davon abgesehen, dass es nicht schmeckt. Wenn Sie es nicht glauben, dann machen Sie den Wassertest: Trinken Sie Leitungswasser, danach ein gutes Quellwasser. Der Unterschied ist schmeckbar und sichtbar: Wenn Sie einen Beutel Kräutertee einmal in Leitungswasser und einmal in Quellwasser ziehen lassen, werden Sie deutliche Farb-, Geruchs- und Geschmacksunterschiede feststellen.

Mineralien auffüllen mit Tabletten?

Die Frage liegt nahe, ob man Mineralien und eventuell andere Nährstoffe in Form von Tabletten oder anderen Zubereitungen zu sich nehmen soll. Das birgt jedoch einen entscheidenden Denkfehler: Es ist keineswegs garantiert und bewiesen, dass die *isolierte* Einnahme einzelner Nährstoffe ausreicht, um seinen Nährstoffbedarf zu decken.

> ## Wasser beim Basenfasten und zur Entgiftung
>
> Je weniger Mineralien ein Wasser enthält, umso besser kann es unbrauchbare Stoffwechselprodukte und andere Schadstoffe ausschwemmen. Daher sollten Sie während des Basenfastens pro Tag 2,5 bis 3 Liter reines Quellwasser trinken.

So werden uns ständig von unterschiedlicher Stelle Nahrungsergänzungsmittel empfohlen, man wird mit Detailmeldungen überschüttet und vergisst dabei, dass man sich ausgewogen ernähren kann – denn die natürlichen Lebensmittel, insbesondere die pflanzlichen, enthalten die Nahrungs- und Vitalstoffe meist in idealer Zusammensetzung. Darüber hinaus enthalten sie Bioaktivstoffe, die in den Präparaten hingegen nicht enthalten sind.

Das Ganze ist mehr als die Summe seiner Teile. Kein Forscher ist heute in der Lage, das Gesamtgeschehen in unserem Organismus und auch das in der Natur wirklich zu überblicken. Wenn Sie deshalb Ihre Vitalstoffe aus der ganzen Pflanze über die Ernährung holen, sind Sie auch mit den bioaktiven Substanzen versorgt, die noch nicht erforscht sind – z. B. in einem Smoothie. So viel zur Vorsorge für Gesunde.

Basenfasten: Das Original

Basenfasten ist nicht zu vergleichen mit den unzähligen Diäten, die zwar helfen, Gewicht zu verlieren, ihren Fokus aber nicht auf der Gesundheit haben.

In einer Woche Basenfasten dürfen Sie essen und satt werden: im Klartext jede Menge Obst und Gemüse, Salate und Nüsse – also alles Basische, was die Natur so zu bieten hat. Und das Gute daran: Diese Lebensmittel sind vollgepackt mit Vitaminen, Mineralien, Spurenelementen und Bioaktivstoffen.

1 Woche Kraftfutter

Eine Woche Basenfasten bedeutet Kraftfutter für Ihren Körper: Eine Multivitaminkur aus der Natur. In meinen Büchern und auf der Website www.basenfasten.de finden Sie eine Auswahl an Rezeptideen, damit Ihr gesundes Leben sich nicht auf eine Woche Basenfasten beschränkt. Der wirkliche Erfolg einer Basenfastenwoche ist nicht das bloße Durchhalten der Woche an sich, sondern das Übernehmen möglichst vieler guter basischer Ess- und Trinkgewohnheiten in Ihren Alltag.

Sie lernen, weniger zu essen

Deshalb habe ich eine Fastenart entwickelt, bei der das Thema Essen nicht ausgeklammert wird. Eine Woche Basenfasten ist eine Erlebniswoche, in der Sie sich intensiv mit Essen beschäftigen. Der Begriff Fasten bezieht sich im Grunde nur darauf, dass eine Zeit lang die Säurebildner von Ihrem Speiseplan verschwinden.

Beim Basenfasten steht das Essen im Vordergrund, das richtige Essen. Sie lernen neue Obst- und Gemüsesorten kennen, Sie lernen Kombinationen und Zubereitungen kennen, die Ihnen bislang ohne Fleisch, Fisch, Sahne, Käse oder Wein nicht denkbar waren – und die schmecken auch noch lecker. Da während der Fastenwoche die Umstellung schon beginnt, gleiten Sie nach der Woche sanft in den neuen Essensalltag. Und das Wichtigste: Sie lernen, weniger zu essen und dabei mehr Vitalstoffe zu erhalten!

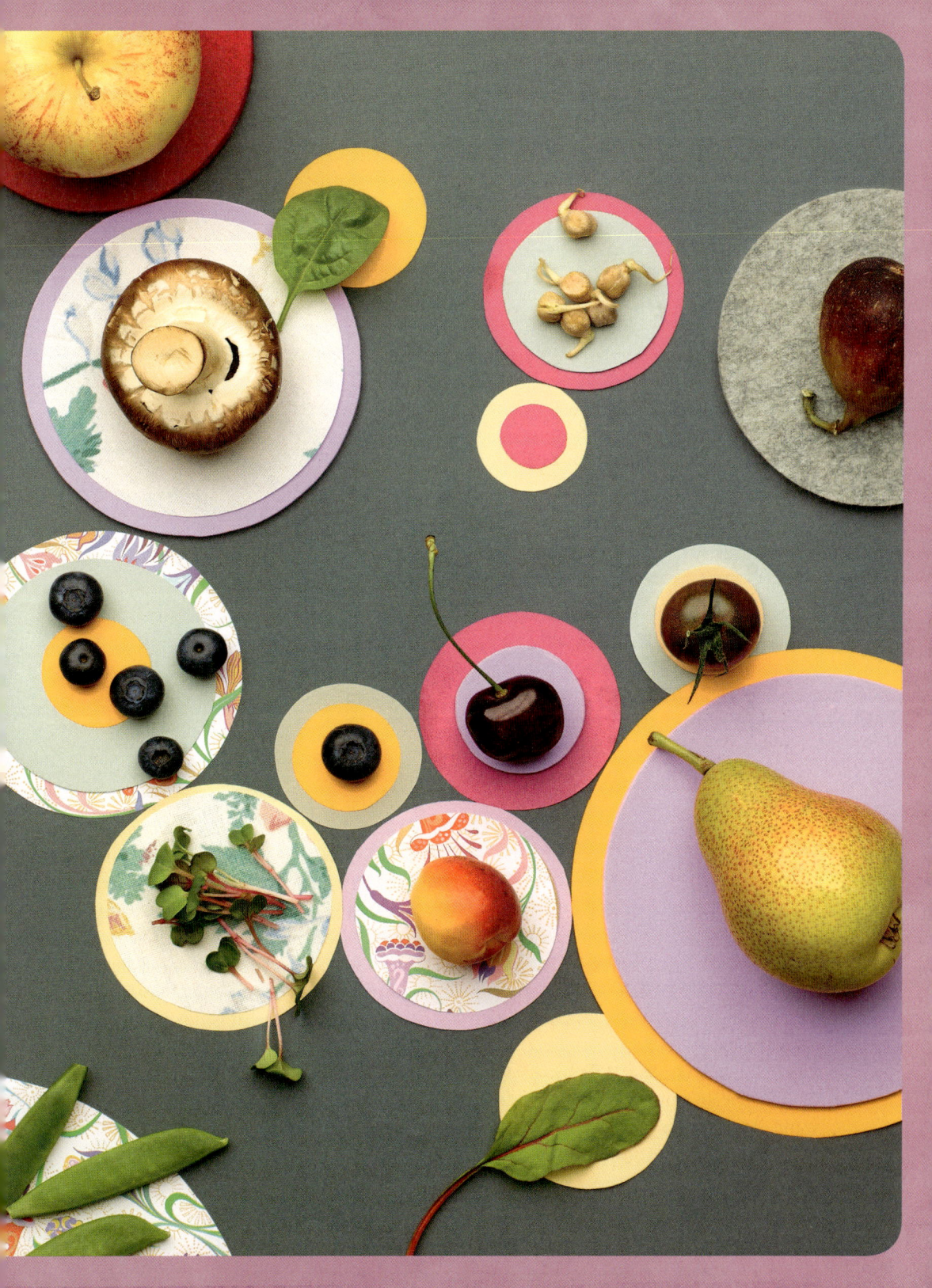

Säurebildner rauben Mineralien

Essen und trinken wir zu viele Säurebildner und leben wir mit viel Stress und wenig Bewegung und Erholung, muss unser Körper mit Basen ausgleichen und dazu wichtige Basendepots anzapfen.

Dass ein ständiger Säureüberschuss in der Nahrung im Laufe der Jahre zu einem Mangel an Mineralien führen muss, ist, wenn man sich ein wenig in die biochemischen Grundlagen eindenkt, völlig logisch: Alles, was wir essen, wird, chemisch gesehen, zu Säuren oder zu Basen abgebaut. Es gibt schwache und starke Säuren bzw. Basen. Starke Säuren und starke Basen wirken ätzend und dürfen im Körper nicht frei vorkommen. Deshalb werden Sie im Körper unschädlich gemacht, indem Säuren an Basen gebunden werden, was zur Bildung von meist neutralen Salzen führt. Im Körper liegen Säuren und Basen deshalb immer als Salze vor. Die für die Eiweißverdauung im Magen wichtige Salzsäure liegt beispielsweise zum Schutz der Magenwand als neutrales Salz bereit und erst mit Beginn der Verdauung wird die Säure freigegeben.

Puffer halten den Säuregrad konstant.
An Basen gebundene Säuren haben im Körper auch wichtige Pufferfunktionen: So gibt es im Blut mehrere sogenannte Puffer, wie den Bikarbonatpuffer und den Phosphatpuffer, deren Aufgabe es ist, den Säuregrad des Blutes stets konstant zu halten. In kleinen Mengen ist die Zufuhr von Säuren aus der Nahrung kein Problem für den Organismus: Er kann vieles ausgleichen und natürlich auch Säuren werden bis zu einem gewissen Grad im Stoffwechsel benötigt. Wenn die Zufuhr von Säuren und Basen aus der Nahrung in einem gesunden Verhältnis stehen, kann der Organismus seine Mineraliendepots wieder auffüllen und gut funktionieren. Ideal für den Säure-Basen-Haushalt ist es, wenn 80 Prozent der Nahrung basenbildend und 20 Prozent säurebildend sind – also 5-mal so viele Basenbildner wie Säurebildner.

woher nimmt der Körper die Basen? Aus seinen Depots. Die Basendepots des Körpers sind die Knochen in Form des eingelagerten Kalziumphosphats, aus dem die Knochen überwiegend bestehen. Das Kalziumphosphat in den Knochen ist eine der wichtigsten Stützsubstanzen und verantwortlich für die Härte des Knochens.

Säurereiche Ernährung stresst den Körper

An einer anderen Stelle im Körper – im Dünndarm – ist der Körper auf Basenüberschuss angewiesen, damit die Verdauungsenzyme der Bauchspeicheldrüse und die Galle ihre Arbeit optimal ausüben können. Die Basen (Natriumbikarbonat) dazu kommen aus dem Magen. Sie entstehen quasi als Nebenprodukt, wenn Magensäure produziert wird, sind aber für eine gute Verdauung unentbehrlich.

Und hier liegt das Problem. Diese Basen, das Kalziumphosphat aus den Knochen und das Natriumbikarbonat aus dem Magen sind von der Natur nicht dafür gedacht, unsere Säuresünden auszugleichen. Sie haben andere wichtige Funktionen im Organismus zu erfüllen. Lediglich in Notsituationen werden Phosphate und Carbonate als Blutpuffer herangezogen. Werden aber die Basen zum Abfangen von Säuren gebraucht, leiden diese Körperfunktionen darunter. Die langfristigen Folgen: Entkalkung der Knochen (Osteo-

Die Natur verfügt nun über ein ausgeklügeltes System

Beispielsweise Sie essen Rohrzucker, also saure Kohlenhydrate, dann mindern die basischen Mineralstoffe in der Hülle des Zuckerrohrs die Säurewirkung der Kohlenhydrate. Das ist ein Ausgleich. Ist aber die basische Hülle entfernt, wie beim weißen Zucker, werden die zum Ausgleich nötigen basischen Mineralien dem Körper entzogen. Das Prinzip ist dasselbe wie bei der Magensäure: Zu viel zugeführte Säuren werden vom Organismus unschädlich gemacht, indem sie an sogenannte Basen gebunden werden.

Dasselbe geschieht natürlich mit allen Säurebildnern: Wenn Sie ständig Fleisch, Käse, Süßigkeiten und Kaffee zu sich nehmen, verbrauchen Sie eine Menge Pufferbasen – also: Mineralstoffe. Und

porose), Verdauungsstörungen, aber auch Nierenerkrankungen.

Osteoporose – ein Problem der Übersäuerung?

Ja, so ist es. Und: Übersäuerung führt offensichtlich zu einem ernährungsbedingten Defizit an Vitalstoffen. Dagegen ist ein Kraut gewachsen: Basenfasten und eine Ernährungsumstellung nach dem Basenfasten.

Basenfasten stoppt den Mineralienverschleiß

Basenfasten, also eine ausschließlich basenbildende Ernährungsweise für einen bestimmten Zeitraum, ist die einfachste und auch preiswerteste Methode, um dem Mineralstoffdefizit schnell und wirkungsvoll entgegenzutreten. Vom ersten Tag an wird die Plünderung der körpereigenen Basendepots gestoppt – und das ist einer der Gründe, warum Basenfasten so effektiv ist. Basenfasten macht außerdem mit dem Irrglauben Schluss, dass jemand, der sich eine Zeit lang nur von Obst und Gemüse ernährt, einen Nährstoffmangel erleiden muss. Denn: Basenbildner versorgen den Körper mit wertvollen Vitaminen, Mineralien und sekundären Pflanzenstoffen.

Ein ganz bedeutender Vorteil des Basenfastens ist also, dass Sie während einer Basenfastenwoche rundum mit Vitaminen, Mineralien und anderen Vitalstoffen versorgt sind – vorausgesetzt, Sie halten sich an meine Basenfastenregeln (Seite 50).

Abwechslungsreich in der Basenfastenzeit Pflanzliche Ernährung enthält zwar jede Menge Vitalstoffe, dennoch gibt es auch hier einiges zu beachten. Wenn Sie beispielsweise eine Woche lang nur Kartoffeln und sonst nichts essen, dann haben Sie zwar 100 Prozent basisch gegessen, sich dabei aber sehr einseitig ernährt und sich deshalb nicht mit allen lebenswichtigen Nährstoffen versorgt. Wenn Sie die Basenfastenwoche dagegen abwechslungsreich gestalten und viele frische Kräuter und Sprossen verwenden, dann sind Sie optimal mit Vitalstoffen versorgt.

Zur Ernährung benötigen wir natürlich nicht nur Vitalstoffe. Die wichtigen Bausteine der Ernährung sind bekanntermaßen Kohlenhydrate, Fette und Eiweiße. Dass man Kohlenhydrate und Fette meist eher zu viel als zu wenig zu sich nimmt, das wissen die Menschen und sind froh, wenn sie während einer Basenfastenwoche ein wenig abspecken können.

Und woher kommt das Eiweiß?

Da Basenfasten aber völlig frei von tierischen Produkten und damit auch von tierischem Eiweiß ist, plagen sich viele Menschen mit der Frage, woher sie denn ihr tägliches Eiweiß bekommen, wenn sie basenfasten. Die Antwort darauf ist ganz einfach: Eiweißmangel ist nicht wirklich ein Problem der westlichen Welt. Das

Zuviel ist ein Problem. Die Praxis sieht ja so aus, dass wir Eiweiß und auch Fett in zu hohem Maße verzehren. Im Schnitt die doppelte Menge des Tagesbedarfs! Bevor Sie in eine Eiweißmangelsituation kommen, müssen Sie sich wirklich sehr lange Zeit einseitig ernähren. Und in pflanzlicher Kost, vor allem in Keimlingen und Nüssen, finden Sie ausreichende Mengen an Eiweiß. Dazu gehören vor allem Kichererbsenkeimlinge, Linsenkeimlinge, Qunioakeimlinge, aber auch Hanf- und Chiasamen.

Vermehrte Kalziumausscheidung

Da ich aber weiß, dass das die Eiweißfans unter meinen Lesern nicht überzeugen wird, habe ich in der Basenfastenwoche in diesem Buch einen Eiweißtag (Seite 80) eingebaut mit Rezepten, die basisch und doch eiweißreich sind. Also eine basische, vegane, eiweißreiche Antwort für Sportbegeisterte und Eiweißbegeisterte. Beispiel: Wenn Sie einen basischen Hummus (Seite 83) essen, enthält Ihre Portion mit 200 g Kichererbsenkeimlingen sage und schreibe 40 g Eiweiß – die gleiche Menge Hühnchenfleisch enthält genauso viel Eiweiß, doch das tierische Eiweiß führt zu einer vermehrten Kalziumausscheidung, von dem im Hühnchen eh nur 26 mg drin

sind. Wenn Sie nun beispielsweise 200 g Camembert verzehren, dann enthält er 41 g Eiweiß und 1100 mg Kalzium – das entspricht dem Kalziumtagesbedarfs bei Frauen – doch es wird nur zu einem Teil aufgenommen.

Protein plus Kalzium Wenn Sie Ihr Eiweiß in Form von pflanzlichem Eiweiß aufnehmen, beispielsweise in Form von Kichererbsenkeimlingen, können Sie die 250 mg Kalzium gut verwerten. Und: Die Kichererbse enthält 6-mal mehr Eisen als das Hühnchen und mehr als doppelt so viel Eisen wie Rinder- oder Kalbfleisch. Und vielleicht das Beste: In Form von Kichererbsenkeimlingen ist Ihr Essen 100 Prozent basisch.

Ähnliches gilt für Quinoakeimlinge: 100 g enthalten knapp 14 Prozent Eiweiß und das Dreifache an Eisen im Vergleich zu Rind- oder Kalbfleisch, zudem mehr Zink als Hühnchenfleisch, womit das ja meist angepriesen wird. Es lohnt sich daher, diese Thematik noch einmal neu zu überdenken und nicht zu sehr auf Eiweiß oder einen Einzelinhaltsstoff fixiert zu sein. So können Sie während Basenfasten mit Keimlingen in Smoothies, Salaten und Gemüsegerichten jede Menge Vitalstoffe punkten.

Was Sie über Vitalstoffe wissen sollten

Neben Mineralien sind Vitamine und sekundäre Pflanzenstoffe lebenswichtig für Gesundheit und Vitalität. Und während des Basenfastens werden Sie mit allen Vitalstoffen versorgt.

Die Angst vor einer Unterversorgung mit Vitaminen und Mineralien greift um sich: In jedem meiner Basenfastenkurse werde ich von Teilnehmern gefragt, ob sie denn durch die rein obst- und gemüsehaltige Kost zu wenig Vitalstoffe bekommen. Vor allem die Angst vor Kalziummangel ist groß. Die seit Jahren massiv betriebene Werbung zeigt Wirkung, denn der Glaube, nur Milchprodukte lieferten das wichtige Kalzium, hat sich tief eingeprägt. Wenn Sie sich aber die nachfolgende Tabelle (Seite 25) anschauen, finden Sie schnell heraus, dass Gemüse, Samen und vor allem Kräuter sehr viel Kalzium und nebenbei auch andere Mineralstoffe und Vitamine enthalten.

Inzwischen zeigen viele Studien über vegane Ernährung und Knochendichte, dass Knochen auch ohne Mineralstoffprodukte ausreichend mit Kalzium versorgt sind.

Vitaminbedarf: Auf die Umstände kommt's an

Vitamine sind lebenswichtige organische Verbindungen, die der menschliche Körper für viele Stoffwechselvorgänge benötigt, aber selbst nur in unzureichender Menge produzieren kann. Deshalb sind wir auf die Zufuhr von Vitaminen durch die tägliche Ernährung angewiesen. Vitaminmangelerkrankungen sind zwar in den Industrieländern eher eine Seltenheit geworden, allerdings können eine ungesunde Lebensweise oder bestimmte Lebensumstände, beispielsweise eine Schwangerschaft sowie Krankheiten, den Vitaminbedarf erhöhen.

Antioxidanzien können freie Radikale abfangen. Bei starken Rauchern erhöht sich der Vitamin-C-Bedarf um ein Vielfaches, denn Zigaretten sind Vitalstoffräuber.

zess, entzündliche Darmerkrankungen, Strahlenschäden, Krebs und viele andere Krankheiten mit der Entstehung freier Radikale in Verbindung gebracht. Man spricht dann von »oxidativem Stress« im Körper. Ursachen für die Entstehung freier Radikale sind neben Zigaretten- und Alkoholkonsum Stress, Umweltgifte – auch aus der Nahrung –, bestimmte Medikamente, Strahlen und übertriebenes Sonnenbaden. Zu den wichtigsten Antioxidanzien zählen Vitamin C, E und ß-Carotin, die Mineralstoffe Selen, Zink und Mangan, Coenzym Q 10 und viele sekundäre Pflanzenstoffe: beispielsweise Carotin (Karotte), Lycopin (Tomate) sowie Farbstoffe in Spinat, Salat, Orangen, Bohnen, Brokkoli, Paprika.

Krankheiten, die mit einer hohen körperlichen Oxidation einhergehen, wie beispielsweise Krebserkrankungen, erhöhen den Vitamin-C- und Vitamin-E-Bedarf. Vitamin C und E sind sogenannte Antioxidanzien, Stoffe also, die den Oxidationsprozessen im Körper entgegenwirken und die zellzerstörenden freien Radikale unschädlich machen. Viele Umweltgifte, auch Nikotin und Alkohol, verstärken solche zellzerstörenden Oxidationsprozesse und führen zur Bildung freier Radikale.

Viel Vitamin C enthalten: Acerola-Kirschen, Hagebutten, Sanddorn, Guaven, Schwarze Johannisbeeren, Kohlgemüse (Grünkohl, Brokkoli, Rot- und Weißkohl, Sauerkraut), Paprika, Spinat, Kiwi, Erdbeeren, Zitrusfrüchte (Zitronen, Orangen, Grapefruits), Weizengras, Kresse, Brokkolikeimlinge und Luzerne (Alfalfa).

Viel Vitamin E enthalten: Öle wie Weizenkeimöl, Sonnenblumenöl, Walnussöl, Maiskeimöl, Distelöl, Sesamöl sowie Leinsamen, Mandeln und frische Schwarzwurzeln.

Oxidativer Stress
Freie Radikale sind Moleküle, die sehr instabil sind und im Körper mit anderen Stoffwechselprodukten reagieren, wobei zellschädigende Substanzen entstehen, die meist eine Kettenreaktion auslösen. So werden Herz-Kreislauf-Erkrankungen, ein früher Alterungspro-

Wir sind unterversorgt mit Folsäure
Die Allermeisten nehmen mit einer »normalen« Kost nicht genügend Folsäure auf.

Man kann in der Regel noch nicht von einem Mangel sprechen, aber das Risiko einer Unterversorgung ist hoch. Das Vitamin hat wichtige Coenzymaufgaben bei der Zellneubildung und ist in Verbindung mit Vitamin B_{12} für die Bildung und Reifung der roten Blutkörperchen erforderlich. Durch Zerkleinern von Lebensmitteln wird die in pflanzlicher Kost reichlich vorhandene Folsäure schnell zerstört, denn sie ist sehr instabil.

Wo ist viel Folsäure drin? In allen Kohlarten, wie beispielsweise Brokkoli und Grünkohl steckt viel Folsäure. In 100 g Grünkohl finden sich 94 Prozent der empfohlenen Tagesmenge an Folsäure. Außerdem kommt Folsäure auch in Sellerie, Roter Bete, Lauch, Spinat, grünen frischen Erbsen, grünen Bohnen und Kirschen vor.

Sonderfall Vitamin D

In unseren Lebensmitteln kommt gar nicht so viel Vitamin D vor – mit Ausnahme von Avocado und Champignons –, wie wir nach den Empfehlungen der DGE (Deutsche Gesellschaft für Ernährung) aufnehmen müssten. Der menschliche Organismus ist aber dazu in der Lage, Vitamin D unter dem Einfluss von Sonnenlicht in der Haut zu bilden. Es wird empfohlen, jeden Tag (je nach Hauttyp) 5 bis 25 Minuten in der Sonne zu verbringen – ohne LSF-Filter-Sonnencreme, dazu kurzärmelig und mit unbedecktem Dekolleté.

Vitamin B_{12} in Keimlingen

In den Keimlingen der Kichererbse, der Mungobohne, der Luzerne (Alfalfa), der Linsen und der Erbse (als Keimling: Erbsenspargel) ist Vitamin B_{12} enthalten. Zudem ein Vielfaches der empfohlenen Tagesmenge, wenn man von 3 bis 5 Esslöffel Keimlingen pro Portion ausgeht. Jeder weitere Keimtag vervielfacht die Vitamin-B_{12}-Menge. Auch Weizen- und Gerstengras enthalten viel Vitamin B_{12}.

Nicht nur in Milch steckt Kalzium

Viele offizielle Tabellen nennen bei der Frage nach Kalzium in erster Linie Milch und Milchprodukte. Sesam, Mandeln und andere Kalziumspender treten dagegen erst gar nicht auf. Obwohl der Milchproduktverzehr in den vergangenen Jahren gestiegen ist, erhöhte sich aber auch die Zahl der Osteoporosepatienten! Und nicht nur ältere Frauen, auch jüngere und auch Männer erkranken zunehmend daran. Dazu kommt, dass Frauen in afrikanischen Ländern, die keinerlei Milchprodukte zu sich nehmen, keine Osteoporose kennen. Übrigens auch keine Hormonersatztherapie. Dafür sind sie viel an der frischen Luft und in der Sonne und essen ein Vielfaches mehr an Ballaststoffen, als wir das tun. Ist Milch also wirklich die alleinige Rettung vor Osteoporose? Das Thema wird zurzeit heiß diskutiert und die Meinungen gehen hier immer noch auseinander.

Kalziumgehalt einiger Lebensmittel

Lebensmittel (100 g)	Kalziumgehalt
Sesamsaat	783 mg
Brennnessel	713 mg
Mandeln	252 mg
Sojafleisch	250 mg
Gartenkresse	214 mg
Grünkohl	212 mg
getrocknete Feigen	190 mg
Petersilie	179 mg
Brunnenkresse	180 mg
Rukola	160 mg
Löwenzahn	137 mg
Schnittlauch	129 mg
Kichererbsen	124 mg
Kuhmilch	120 mg

In natürlich gebundener Form wird Kalzium besser aufgenommen

Einen ganz anderen Denkansatz liefert die Betrachtung, dass es nicht nur auf den reinen Kalziumgehalt eines Nahrungsmittels ankommt, sondern vor allem darauf, in welcher Bindungsform das Kalzium in dem Lebensmittel vorliegt. Denn davon hängt es ab, wie gut der Körper das Kalzium aufnehmen kann. Das gilt natürlich auch für alle anderen Vitalstoffe. Bekannt ist diese Tatsache längst bei Eisen. Eisen wird, vor allem in Tablettenform, nur schlecht von der Darmschleimhaut aufgenommen und führt meist zu unangenehmen Nebenwirkungen wie Bauchschmerzen und Verstopfung.

Für Kalzium gilt: Tierische Eiweiße führen zu einer vermehrten Kalziumausscheidung (Seite 21), während die Oxalsäuren (Spinat, Rhabarber) und Phytinsäuren der Getreide und Hülsenfrüchte die Kalziumaufnahme verhindern. In den Keimlingen der Getreide und Hülsenfrüchte wird das Phytin (hat in den Samen die Funktion der Nährstoffspeicherung) nun so stark abgebaut, dass Kalzium und andere Mineralien aufgenommen werden können.

Mineralstoffe brauchen wir täglich

Mineralstoffe sind chemische Verbindungen, sogenannte Salze, die wir in allen Organen, Geweben, Körperflüssigkeiten, in der Haut, im Bindegewebe, in den Knochen und im Nervengewebe finden. Für eine optimale Funktion dieser Strukturen spielt das Vorhandensein einer ausreichenden Menge an Mineralien eine entscheidende Rolle.

Mineralsalze sind Ausgangsstoffe für alle Stoffwechselfunktionen, und sie werden täglich für die Arbeit des Stoffwechsels in mehr oder weniger großer Menge verbraucht. Deshalb müssen wir sie täglich über die Nahrung zuführen.

Kalzium – wichtig für unsere Knochen

Kalzium ist das mit Abstand am häufigsten vorkommende Mineral im Körper: 1 kg haben wir im Körper, davon befinden sich 99 Prozent in Knochen und Zähnen. Daneben wird Kalzium auch für die Blutgerinnung und andere Stoffwechselvorgänge benötigt. Ein erhöhter Bedarf besteht während des Wachstums sowie in der Schwangerschaft und Stillzeit. Ein zu hoher Eiweißanteil in der Nahrung führt zu Kalziumverlusten, weshalb die so hoch gelobte Kalziumquelle Milch (tierisches Eiweiß) fragwürdig ist. Auch einige Medikamente, wie Abführmittel und Mittel gegen Magenübersäuerung, verschlechtern die Kalziumaufnahme. Vitamin D (Seite 24) jedoch kann die Kalziumaufnahme verbessern. Kalzium liefern Sesam, Rukola, Brennnessel, Löwenzahn, Kresse, Mandeln. In frischen Rukola- und Kressesprossen ist der Kalziumgehalt noch höher.

Zu viel Natrium ist schädlich

Natrium findet sich überwiegend außerhalb der Zellen in der Zwischenzellflüssigkeit und reguliert zusammen mit Kalium die Druckverhältnisse in den Zellen. Natrium wird überwiegend in Form von Kochsalz (Natriumchlorat) aufgenommen, weshalb ein Natriummangel selten vorkommt. Im Gegenteil: Sie sollten sogar eher darauf achten, nicht zu viel Natrium zu sich zu nehmen, denn die meisten Speisen, vor allem in Restaurants, sind zu salzig. Zu hoher Natriumkonsum ist für Menschen mit Bluthochdruck nicht ungefährlich.

Erwiesenermaßen kann eine natriumarme Diät den Blutdruck senken. Mit »normaler« Kost nehmen wir häufig zu viel Natrium auf, die meisten basischen Lebensmittel sind jedoch natriumarm. Eine gute Möglichkeit, Natrium einzusparen ist, anstelle mit Salz mit Sesamsalz zu würzen, ohne dass das Essen salzarm wirkt (gibt es im Bioladen unter dem Namen »Gomasio« zu kaufen). Achten Sie beim Kauf darauf, dass der Salzgehalt nicht über 5 Prozent liegt. So nutzen Sie das Basenfasten, um Ihren Salzkonsum runterzufahren!

Phosphate: auf die Herkunft kommt es an

85 Prozent des Phosphors im Körper befinden sich gebunden als Kalziumphosphat in Knochen und Zähnen. Phosphor ist Bestandteil von Lecithin – eine für Nerven- und Gehirntätigkeit wichtige Substanz. Auch für die Muskelarbeit ist Phosphor wichtig. Phosphor kommt in fast allen Lebensmitteln in Form von Phosphaten vor, die allerdings nur zu 60 Prozent aufgenommen werden.

Künstlich zugesetzte Phosphate Eine andere Rolle spielen künstlich zugesetzte Phosphate, die Lebensmitteln zum Konservieren, Stabilisieren, Verdicken und Farbegeben (Cola) zugesetzt werden und löslich sind (verstecken sich hinter E-Nummern). Vor allem für Nierenkranke sind künstliche Phosphate schädlich. Doch auch für Gesunde ist ein hoher Verzehr von künstlich phosphatreichen Lebensmitteln wie Cola, Wurstwaren und Lebensmittelzusatzstoffen bedenklich, denn es kann zu Störungen des Kalziumstoffwechsels kommen. Wer beispielsweise täglich einen halben Liter Cola (auch light, zero etc.) trinkt, bei dem wird Kalzium vermehrt aus den Knochen gelöst, was die Osteoporosegefahr erhöht. Phosphate verändern zudem die Gefäßinnenwände, was das Herzinfarkt- und Schlaganfallrisiko erhöht. Beim Basenfasten nehmen Sie keine künstlich zugesetzten Phosphate auf.

Spurenelemente

Wie der Name schon sagt, sind diese Stoffe nur in Spuren im Körper vorhanden und auch nur in Spuren notwendig, aber genauso wichtig wie Mengenelemente. Extragaben von Spurenelementen können zur Überdosierung mit entsprechenden Gesundheitsschädigungen führen. Spurenelemente aus einer vitalstoffreichen Kost sind mengenmäßig gut abgestimmt und werden auf diese Weise nicht überdosiert.

Eisenmangel macht müde

Der größte Teil der 4 bis 5 g Eisen im Körper eines Menschen befindet sich im roten Blutfarbstoff und im Muskelfarbstoff. Eisen hat eine lebenswichtige Funktion beim Sauerstofftransport. Ein erhöhter Bedarf besteht bei Schwangerschaft, bei starken Blutungen, auch bei starken Regelblutungen, und bei schweren, auszehrenden Erkrankungen wie Krebs. Eisenmangel kann ein Hinweis auf eine innere Blutung sein. Auch chronisch entzündliche Darmerkrankungen gehen aufgrund einer Verwertungsstörung häufig mit Eisenmangel einher. Eisenmangel äußert sich in Müdigkeit, Antriebslosigkeit und in Infektanfälligkeit.

Es geht auch ohne Fleisch. Während meiner Basenfastenseminare kommt regelmäßig die Frage auf, ob man mit wenig oder gar keinem Fleisch auf dem Speiseplan auch gut seinen Eisenbedarf decken könne. Natürlich geht das! Gute pflanzliche Eisenlieferanten sind Aprikosen, Brennnesseln, Brunnenkresse, Gartenkresse, getrocknete Pilze, Grüne Bohnen, Kichererbsen, Kürbis, Kürbiskerne, Leinsamen, Petersilie (25 g Petersilie decken den Tagesbedarf!), Pfifferlinge, Pfirsiche, Sauerampfer, Sesam (100 g decken den Tagesbedarf), Sonnenblumenkerne, Steinpilze, Thymian, Trüffel und Zuckerschoten. Übrigens: Pilze aus Konserven enthalten deutlich weniger Eisen. Spinat ist in der Aufzählung deswegen nicht zu finden, da Spinat unter den pflanzlichen Lebensmitteln längst nicht den höchsten Eisengehalt aufweist – Kürbiskerne, Sesam und Thymian enthalten 2- bis 3-mal so viel Eisen wie die vergleichbare Menge an Spinat. Auch der dem Spinat verwandte Mangold enthält nicht so viel Eisen. Dazu kommt, dass die im Spinat enthaltenen Oxalsäuresalze die Aufnahme des Eisens behindern. Grundsätzlich ist es ratsam, zu pflanzlichen Eisenlieferanten etwas Vitamin-C-haltiges dazuzuessen, denn dies verbessert Ihre Eisenaufnahme.

Vorsicht mit Zink- und Selenpräparaten

Zink ist ein Mode-Spurenelement, und gerade, wenn die Schnupfensaison beginnt, schlucken viele bei den ersten Symptomen einer herannahenden Erkältung ein Zinkpräparat. Zink ist ein wichtiger Bestandteil in über 200 Enzymsystemen. Vor allem in solchen, die das Immunsystem beeinflussen. Allerdings wird durch die Überdosierung von Zink das Immunsystem geschädigt, weshalb man die Notwendigkeit einer Zinkeinnahme mit seinem Therapeuten besprechen sollte. Zink liefern Kürbiskerne, Mohn- und Sesamsamen, Quinoa- und Kichererbsenkeimlinge, Weizenkeimlinge, Sojakeimlinge, Sonnenblumenkerne und -keimlinge sowie Leinsamen.

Selen ist Bestandteil vieler Enzyme, die zu einem großen Teil antioxidativ wirken. Diese Zellschutzwirkung ist seit Jahrzehnten bekannt, was Selen als Medikament zu einem wichtigen Bestandteil der Tumorbegleittherapie gemacht hat. Wie bei allen Spurenelementen wirkt eine Überdosierung giftig, weshalb Seleneinnahmen stets mit dem Arzt oder Heilpraktiker abgesprochen werden sollten. Selenmangel an sich ist selten. Selen liefern Weizensprossen und Weizengrassaft.

Jod Der größte Jodanteil findet sich bekanntermaßen in der Schilddrüse, in den Schilddrüsenhormonen. Hier wird vor allem der Grundumsatz, aber auch das Zellwachstum und die Zellteilung reguliert. Jodmangel kann zur Kropfbildung führen, weshalb man gerne zu jodiertem Speisesalz rät. Jod liefern Brokkoli, Feldsalat, Trüffel und andere Pilze.

Selen ist Bestandteil vieler Enzyme, die zu einem großen Teil antioxidativ wirken. Diese Zellschutzwirkung ist seit Jahrzehnten bekannt, was Selen als Medikament zu einem wichtigen Bestandteil der Tumorbegleittherapie gemacht hat. Wie bei allen Spurenelementen wirkt eine Überdosierung giftig, weshalb Seleneinnahmen stets mit dem Arzt oder Heilpraktiker abgesprochen werden sollten. Selenmangel an sich ist selten. Selen liefern Weizensprossen und Weizengrassaft.

Silizium hält mit 1 g Gesamtmenge im Körper Haut, Bindegewebe und Blutgefäße elastisch, weshalb es auch in der Biochemie nach Dr. Schüßler als Schönheits-

und Anti-Aging-Mittel eingesetzt wird. Es verbessert den Kalziumstoffwechsel und versorgt so Zähne und Knochen. Außerdem verbessert es die körpereigene Abwehr. Silizium liefern Keimlinge aus Quinoa, Braunhirse, Hirse (Goldkeimlinge), Petersilie, Lauch, grüne Bohnen, Bananen und Schachtelhalm (als Tee).

Power aus der Natur – sekundäre Pflanzenstoffe

Diese Gruppe von Nährstoffen wurde erst in den letzten Jahrzehnten vermehrt erforscht und ist – meines Erachtens – noch nicht vollständig erfasst. Schon in den 70er-Jahren habe ich in anthroposophischen Gartenbüchern von diesen Stoffen gelesen, allerdings wusste man damals noch nicht, welche Bedeutung für die Gesundheit diese Farbstoffe, Saponine und andere Inhaltsstoffe haben. Man vermutete damals nur, dass die Verwertung von Vitaminen und Mineralstoffen aus pflanzlicher Kost durch das Vorhandensein solcher »Nebenstoffe« verbessert wird.

Heute weiß man, dass diese Stoffe ihre eigene Wirkung auf den menschlichen Stoffwechsel haben. Leider hat diese Erkenntnis nicht zu der Empfehlung geführt, einfach mehr Obst und Gemüse zu essen. Die Konsequenz ist vielmehr, dass der Markt inzwischen überschwemmt wird mit Nährstoffprodukten, die neben Vitaminen und Mineralstoffen

nun auch mit sekundären Pflanzenstoffen angereichert sind. Aber was bitte spricht dagegen, dass wir uns aus dem Riesenangebot an Nahrungsmitteln die vitalstoffhaltigen und gesunderhaltenden heraussuchen?

Sie schützen die Pflanze und wirken in uns weiter

Der Name »sekundäre Pflanzenstoffe« kommt daher, dass diese Substanzen nicht für den Aufbau von Kohlenhydraten, Fetten und Eiweißen, also für den primären Stoffwechsel der Pflanze produziert werden, sondern für den sekundären: Sie schützen die Pflanze vor Insektenfraß, vor Bakterien und Pilzen, und mit ihren Farb- und Duftstoffen locken sie Bienen und Vögel an. Sie gehören vielen verschiedenen chemischen Gruppen an und kommen nur in geringen Mengen vor, die jedoch für die Wirkungen ausreichen. Man geht davon aus, dass es 60 000 bis 100 000 solcher Stoffe gibt – und nicht alle sind für den Menschen gesund. So gehört auch das giftige Solanin der Kartoffel dazu. Viele dieser Substanzen wirken auch im menschlichen Organismus antibakteriell, antimykotisch (gegen Pilze), immunstimulierend und antioxidativ – die Tabelle »Die wichtigsten sekundären Pflanzenstoffe« (Seite 30) bietet Ihnen einen Überblick. Zahlreiche Studien belegen eindeutig, dass Menschen, die täglich viel pflanzliche Kost verzehren, seltener an Zivilisationskrankheiten erkranken.

Die wichtigsten sekundären Pflanzenstoffe

Stoffgruppe	besonders häufig in
Carotinoide	rote und gelbe Obst- und Gemüsearten
Beta-Carotin	Karotten, Spinat, Grünkohl, Aprikosen, Kürbis, Brokkoli, Süßkartoffeln, Spinat, Kresse, Chicorée, Löwenzahn, Portulak, Mangos, Papayas
Alpha-Carotin	Karotten, Kürbis
Lycopin	Tomaten, Guaven, Wassermelone, rote Grapefruit
Lutein	Grünkohl, Spinat, Brokkoli
Phytosterine	Sesam, Sonnenblumenkerne, natives Sojaöl
Saponine	Kichererbsen, Sojabohnen, Grüne Bohnen
Polyphenole	
Phenolsäuren	Grünkohl, Weizenvollkorn, Radieschen, Weißkohl, Kaffee
Ellagsäure	Walnuss, Pekannuss, Brombeeren, Himbeeren
Flavonoide	gelbe, rote, blaue Obst- und Gemüsearten, Tee
Quercetin	gelbe Zwiebeln, Grünkohl, Quitten, Äpfel
Anthozyane	Schwarze Johannisbeeren, Kirschen, Heidelbeeren, Brombeeren
Phytoöstrogene	tropische Hülsenfrüchte, Getreide
Genistein	Sojabohnen, Miso, Tempeh, Tofu
Protease-Inhibitoren	Sojabohnen, Weizen
Glucosinolate	Gartenkresse, Kohlrabi, Rosenkohl, Rotkohl, Brokkoli, Brunnenkresse, alle Kohlarten
Sulfide	Knoblauch, Zwiebeln, Lauch
Monoterpene	Orangen, Weintrauben, Aprikosen, Kümmel

Glucosinolate wirken entgiftend

Besonders die Glucosinolate sind in den vergangenen Jahren ins Rampenlicht gerückt. Diese schwefelhaltigen Verbindungen kommen vor allem in Kohlgemüsen wie Brokkoli vor, aber auch in Senf, Rettich, Radieschen, Meerrettich und Kresse – also in Basenbildnern. Sie wirken entgiftend und sollen das Risiko für Krebserkrankungen senken. Die entgiftende Wirkung schwefelhaltiger Verbindungen war in der Naturheilkunde schon immer bekannt – werden doch Sulfur (= Schwefel) in der Homöopathie, Kaliumsulfat und Natriumsulfat als Schüßler-Salz zur Entgiftung eingesetzt (Sulfat ist ein schwefelhaltiges Salz). Bekannt ist auch schon länger, dass sich der Gehalt an Glucosinolaten in den frisch gekeimten Samen sehr erhöht. Deshalb gibt's während des Basenfastens immer Brokkoli- oder Rettichsprossen und Kresse zur Entgiftung!

Polyphenole fangen freie Radikale

Auch die sogenannten Polyphenole stellen als Antioxidanzien einen wichtigen Gesundheitsschutz dar. Viele Farbstoffe, wie die Flavonoide (gelbe Farbstoffe) und die Anthocyane (blaue Farbstoffe – auch OPC genannt), gehören zu dieser Gruppe. Die Schutzwirkung der OPC gegen freie Radikale soll 20-mal höher sein als die des Vitamin C! OPC sind in allen Beeren, Früchten und Gemüsen enthalten, die rot, blau oder schwarz sind – auch in den roten Weintrauben, weshalb man dem Rotwein immer wieder eine Gesundheitswirkung zuschreibt. Es ist folglich nicht der Alkohol im Wein, sondern der Gehalt an blauen Farbstoffen, der den Rotwein zu einem Heilmittel macht – in geringen Mengen versteht sich. Heidelbeeren zum Frühstück erfüllen übrigens denselben Zweck!

Vitalstoffe – alle drin beim Basenfasten

Pflanzliche Nahrungsmittel liefern wertvolle Vitalstoffe – günstige Anbauweise – am besten aus biologisch-dynamischem Anbau –, richtige Lagerung und Zubereitung sind Voraussetzung dafür.

Pflanzliche Kost enthält eine Menge Vitalstoffe und alles, was der Organismus zur Gesundheit benötigt. Leider enthält die heutige »normale« Kost wenig frisches Obst und Gemüse – und ein Weißmehlbrötchen mit Käse oder Schinken ist nun einmal nicht so vitalstoffreich wie ein frischer Salat mit Sprossen. Wenn Sie sich nun ständig von Säurebildnern ernähren, sind Sie vielleicht überernährt und übergewichtig, Ihnen mangelt es aber trotzdem an Vitalstoffen. Ich nenne das: vor vollen Tellern verhungern.

Die meisten Nahrungsmittel sind heutzutage chemisch verändert: zubereitet, konserviert und raffiniert. Das bedeutet beispielsweise bei Zucker nichts anderes, als dass die wertvollen basischen Mineralstoffe, die im Zuckerrohr durchaus enthalten sind, durch Chemikalien entzogen werden. So bleiben bei raffinier-

tem Zucker alleine die säurebildenden Kohlenhydrate zurück.

Raffinierte Lebensmittel sind hohle Lebensmittel

Bei Weißmehl ist das nicht anders. In den Hüllen des Weizenkorns sind die B-Vitamine, die basischen Mineralien und Ballaststoffe – bei Weißmehl nicht mehr. Auch Nudeln und Pizzateig sind Weißmehlprodukte – sie enthalten somit weniger Nährwert.

Chemisch veränderte Lebensmittel sind nicht vollwertig. Vielleicht »merkt« unser Organismus, dass wir nicht vollwertig essen, spürt das Vitalstoffdefizit und verlangt deshalb nach immer mehr Nahrung, obwohl wir vom Kaloriengehalt her genügend gegessen haben? Vielleicht

gibt es deshalb so viele dicke Menschen, weil die Nahrung nicht vollwertig ist? Mir jedenfalls geht es so, dass ich nach einem frischen Salat mit Sprossen und Kräutern ein angenehmeres Sättigungsgefühl habe als nach Dosengemüse, das vielleicht rein rechnerisch denselben Kaloriengehalt hat.

Warum sich Bio lohnt

Unsere Lebensmittel enthalten durch den konventionellen Anbau mit Monokultur und Bodenauslaugung immer weniger Vitalstoffe. Statistiken belegen, dass der Vitalstoffgehalt in den letzten Jahren um bis zu 30 Prozent zurückgegangen ist. Unökologische Geschäftspraktiken mindern folglich die Lebensmittelqualität. An dieser Stelle schlagen clevere Geschäftemacher zu: Dem Vitalstoffmangel kann doch durch das Einwerfen von

Tabletten – sogenannten Nahrungsergänzungsmitteln – leicht abgeholfen werden …?! Ist aber nicht eher ein Umdenken im Anbau von pflanzlichen Lebensmitteln angebracht? Vergleichszahlen belegen es: Der Vitalstoffgehalt bei biologisch-dynamischem Anbau ist höher. Das können Sie schmecken und riechen! Machen Sie den Geschmackstest und kaufen Sie eine Portion Feldsalat aus biologisch-dynamischem Anbau und eine Portion Feldsalat aus konventionellem Anbau (Supermarkt). Je mehr Mineralien der Salat enthält, umso kräftiger ist er im Geschmack. Insbesondere bei Salat, Äpfeln und Beerenobst ist der Unterschied deutlich zu schmecken. Und die so wertvollen und leider empfindlichen sekundären Pflanzenstoffe liegen in biologisch angebauten Pflanzen in höheren Konzentrationen vor.

Vitalstoffe erhalten und schonend garen

Eines ist sicher: Nahrungsmittel enthalten die meisten Vitalstoffe, wenn sie so wenig wie möglich verarbeitet werden – eigentlich dürfte man also Obst und Gemüse beim Basenfasten nur roh verzehren. Die Erfahrung zeigt aber, dass viele Menschen einen geschwächten oder empfindlichen Darm haben und deshalb Rohkost nicht oder nur schlecht vertragen. Da wird es notwendig, die Lebensmittel zu erhitzen. Auch Menschen, deren Nierenmeridian geschwächt ist – Symptome sind kalte Hände und kalte

Füße – fühlen sich nach einer dampfenden Suppe gestärkter als nach einer kalten Möhre. Abgesehen davon schmecken viele gekochte Gemüsegerichte einfach sehr lecker.

Braten und langes Kochen vermeiden. Der Nachteil des Erhitzens ist jedoch ein mehr oder weniger stark ausgeprägter Vitalstoffverlust. Es kommt ganz darauf an, wie stark Sie ein Lebensmittel erhitzen. Braten und langes Kochen, bis das Gemüse weich und matschig ist, sind die sichersten Vitalstoffkiller. Die Verluste reichen laut DGE bis zu 45 Prozent. Es kommt auch darauf an, ob Sie Gemüse ganz garen oder ob Sie es vor dem Garen klein schneiden. Je kleiner das Gemüse geschnitten ist, umso höher ist der Vitalstoffverlust. Auch die Zugabe von Salz führt zu einem höheren Verlust von Mineralien.

Dampfgaren im Gemüsedämpfer

Die schonendste Art, Gemüse zu erhitzen, ist das Dampfgaren im Gemüsedämpfer. Der Gemüsedämpfer ist kein Schnellkochtopf, denn er arbeitet ohne Druck. Beim Gemüsedämpfer handelt es sich um ein Topf-im-Topf-System, bei dem der innere Topf eigentlich ein Sieb ist. Der Boden des äußeren Topfes wird mit der je nach Topfgröße angegebenen Menge Wasser gefüllt. Das Gemüse wird in den inneren Topf, das Sieb, gegeben. Wenn durch das Erhitzen das Wasser zu kochen beginnt, steigt der Wasserdampf

Das mindert den Vitalstoffgehalt:

- konventioneller Anbau von Obst und Gemüse (Monokultur) – gibt es leider auch bei manchen Bioprodukten aus dem Supermarkt
- industrielle Verarbeitung von Lebensmitteln
- braten, kochen, garen, auch tiefkühlen bis zu einem gewissen Grad
- unsachgemäße Lagerung

nach oben und gart das Gemüse auf sehr schonende Weise.

Wenn Sie Gemüse im Wasser kochen und noch Gewürze dazugeben, dann werden die Mineralien aus dem Gemüse ausgeschwemmt und befinden sich am Ende im Kochwasser, das meist weggeschüttet wird, und das Gemüse schmeckt fad, sodass es kräftig nachgewürzt werden muss. Mit dem Gemüsedämpfer dagegen erhalten Sie sich die natürlichen Vitalstoffe weitgehend. Und: Es geht genauso schnell wie andere Garmethoden. In wenigen Minuten ist das Gemüse essfertig.

Vitalstoffe sind Geschmacksgeber. Insbesondere Mineralien sind Geschmacksgeber. Deshalb hat dampfgegartes Gemüse meist so viel Eigengeschmack, dass deutlich weniger Gewürze nötig sind. Es gibt auch eine einfache und dabei sehr preisgünstige Alternative, wenn Sie sich keinen neuen Kochtopf zulegen wollen: Der zusammenfaltbare Siebeinsatz, der für verschiedene Größen von normalen Kochtöpfen verwendbar ist. Das Sauber-machen des faltbaren Einsatzes ist leider etwas umständlich – für mich ein Grund, den Gemüsedämpfer zu bevorzugen.

Mein Lieblingskochtopf Ich persönlich verwende für meine Familie den Vitalis von WMF und bin ein absoluter Fan davon. Er ist für mich der Mercedes unter den Dampfgarern. Mit ihm lässt sich auch nach dem Basenfasten jedes basische und basenreiche Gericht schonend zuberei-ten. Ich selbst habe den Vitalis »asia«, ein zweistöckiger Dampfgarer. Damit gare ich auf der unteren Etage Gemüse und auf der oberen Etage gart ein Fischfilet. Die Bräterform ermöglicht es sogar, mehrere Gemüsesorten getrennt voneinander zuzubereiten. Und im Deckel ist ein Ther-mometer, mit dem ich die Gartemperatur überwachen kann und ein zu starkes Erhitzen verhindert wird.

Vitalstoffverluste in Grenzen halten:
- Das Gemüse nicht zu klein schneiden.
- Gemüse und Kartoffeln nicht wässern.
- Gemüse im Gemüsedämpfer garen oder nur kürz dünsten.
- Erst kurz vor dem Verzehr Salz zugeben.

Die richtige Lagerung

Auch durch zu lange – 3 Tage und länger – und unsachgemäße Lagerung verlieren Nahrungsmittel schnell ihre Vitalstoffe. Besonders lichtempfindliche Substanzen wie Vitamin C gehen schnell verloren. Kaufen Sie daher Obst und Gemüse möglichst ganz frisch und essen Sie es rasch auf, dann sind Ihnen die Vitalstoffe sicher.

Frisch gepresste Säfte und Smoothies

Eine wunderbare Möglichkeit, Vitalstoffe frisch und direkt aufzunehmen, ist der frisch gepresste Saft oder ein Smoo-thie. Ich verwende seit einiger Zeit den Greenstar-Entsafter und bin von der Saftqualität überzeugt. Auch der Cham-pion ist ein hervorragender Entsafter. Im Gegensatz zu den herkömmlichen Zentrifugenentsaftern werden durch die geringe Wärmeentwicklung die empfind-lichen Vitalstoffe geschont. Das beson-dere Pressverfahren beim Greenstar schließt zudem die Vitalstoffe besser auf, sodass sie vom Körper besser aufgenom-men werden können.

Ich trinke jeden Morgen einen grünen Smoothie. (Einige Beispiele finden Sie im Rezeptteil (Seite 63) dieses Buches.) Um einen gut pürierten Smoothie zu bekommen, ist ein leistungsstarker Mixer sinnvoll. Ich benutze den Vitamix und bin happy damit. Es geht so schnell, dass es kaum zur Wärmentwicklung kommt, und er ist so schnell gesäubert, dass selbst Vielbeschäftigte das morgens schaffen.

Basenfasten mit Schüßler-Salzen unterstützen?

Wenn Sie im folgenden Fragebogen mehr als 5-mal eine Frage mit Ja beantworten, weist Ihr Körper deutliche Hinweise auf eine Störung in Ihrem Mineralienhaushalt auf.

Jedoch ist bereits bei einem einzigen Ja zu überlegen, ob Ihre Ernährung und/oder Ihre Lebensweise Ihnen zu viele Vitalstoffe rauben, was auf Dauer zu Lasten der Gesundheit geht. Eine Woche Basenfasten mit unterstützenden Schüßler-Salzen füllt Ihre Depots wieder auf.

- Haben Sie mehr als 2-mal im Jahr eine »Erkältung« oder einen sonstigen Infekt der Atemwege?
- Leiden Sie unter Pickeln, Akne oder Hautunreinheiten?
- Haben Sie oft kalte Füße, auch wenn es gar nicht kalt ist?
- Leiden Sie unter Durchblutungsstörungen?
- Fühlen Sie sich häufig müde und abgeschlagen?
- Ist Ihre Haut blass?
- Haben Sie dunkle Schatten um die Augen?
- Sind Ihre Wangen zeitweise flammendrot?
- Haben Sie Zellulitis?

- Haben Sie Übergewicht?
- Haben Sie Muskelverspannungen?
- Haben Sie Osteoporose?
- Haben Sie mehr als 3-mal in der Woche Verdauungsbeschwerden wie Blähungen, Völlegefühl, Durchfall, Verstopfung?
- Haben Sie mehr als 1-mal in der Woche Rücken- oder Gliederschmerzen?
- Sind Ihre Augenlider jeden Morgen verquollen?
- Haben Sie öfters Wasseransammlungen an Händen und Füßen?
- Leiden Sie unter chronischen Entzündungen, beispielsweise des Zahnfleischs oder der Nasennebenhöhlen?
- Leiden Sie unter Kopfschmerzen oder Migräne?
- Leiden Sie unter Schlafstörungen?

Ab dem Kapitel »Was Sie über Schüßler-Salze wissen sollten« (Seite 120) finden Sie die wichtigsten Informationen über Schüßler-Salze und wie Sie diese mit Ihrer Basenfastenkur kombinieren können.

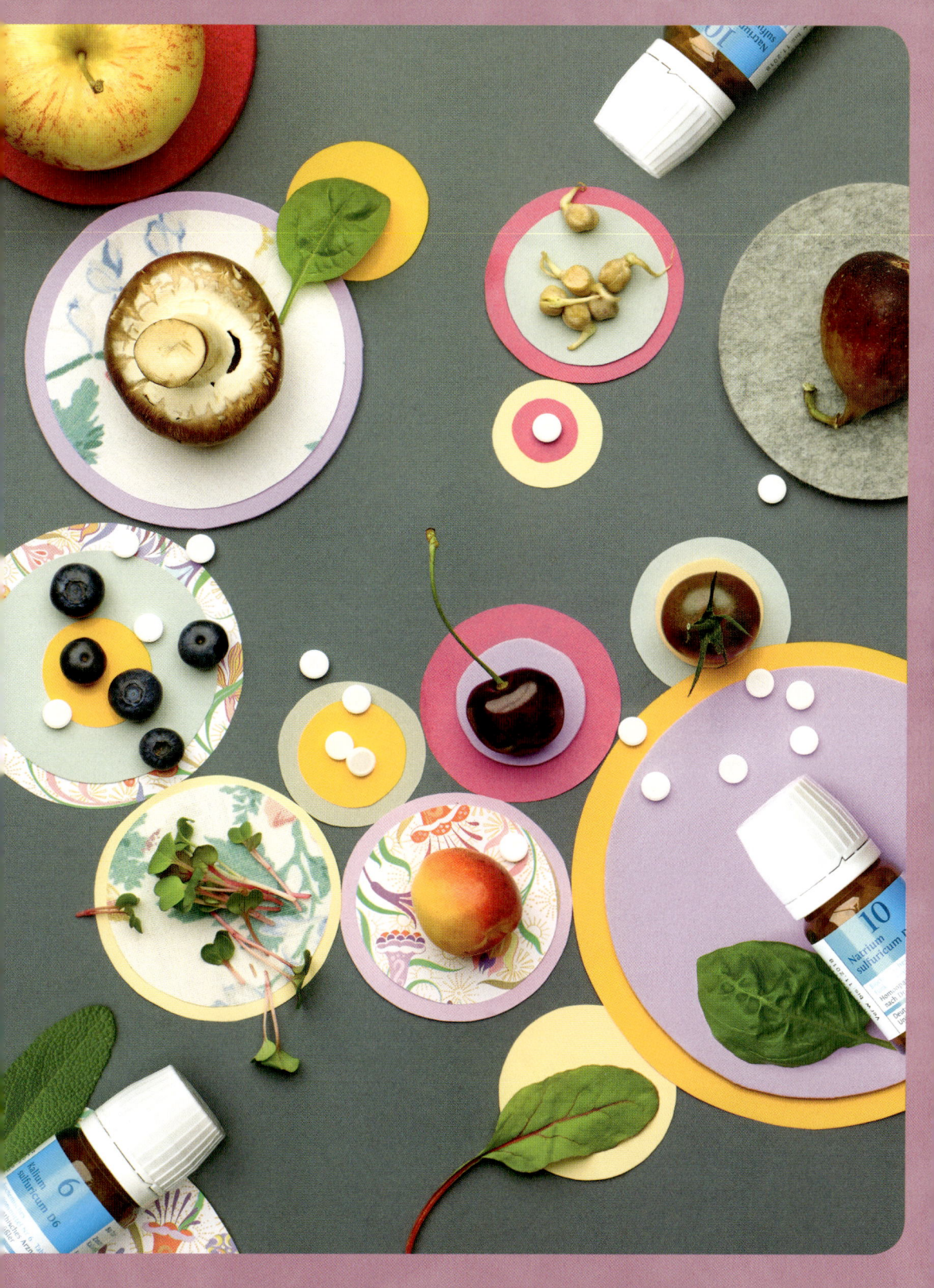

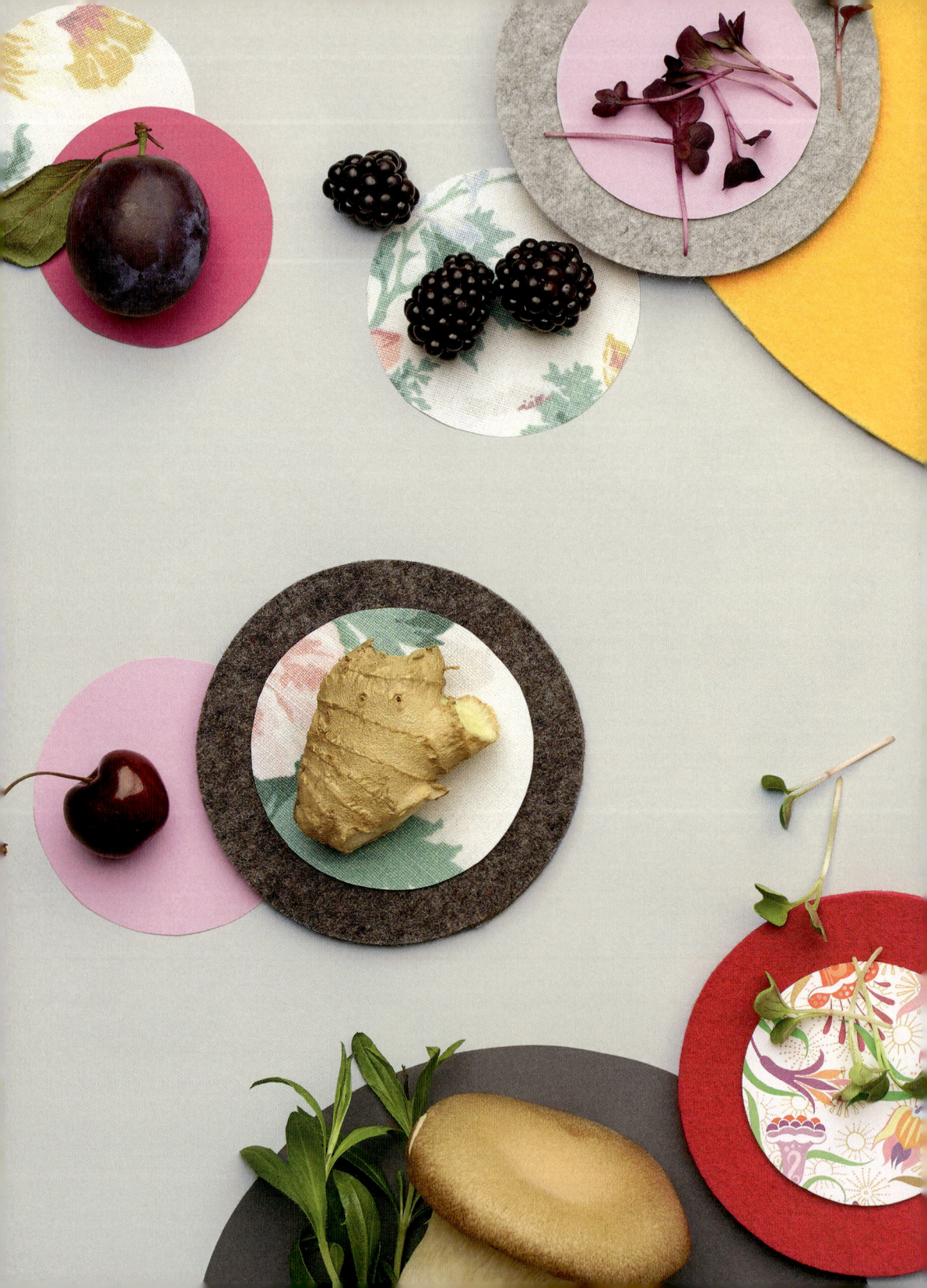

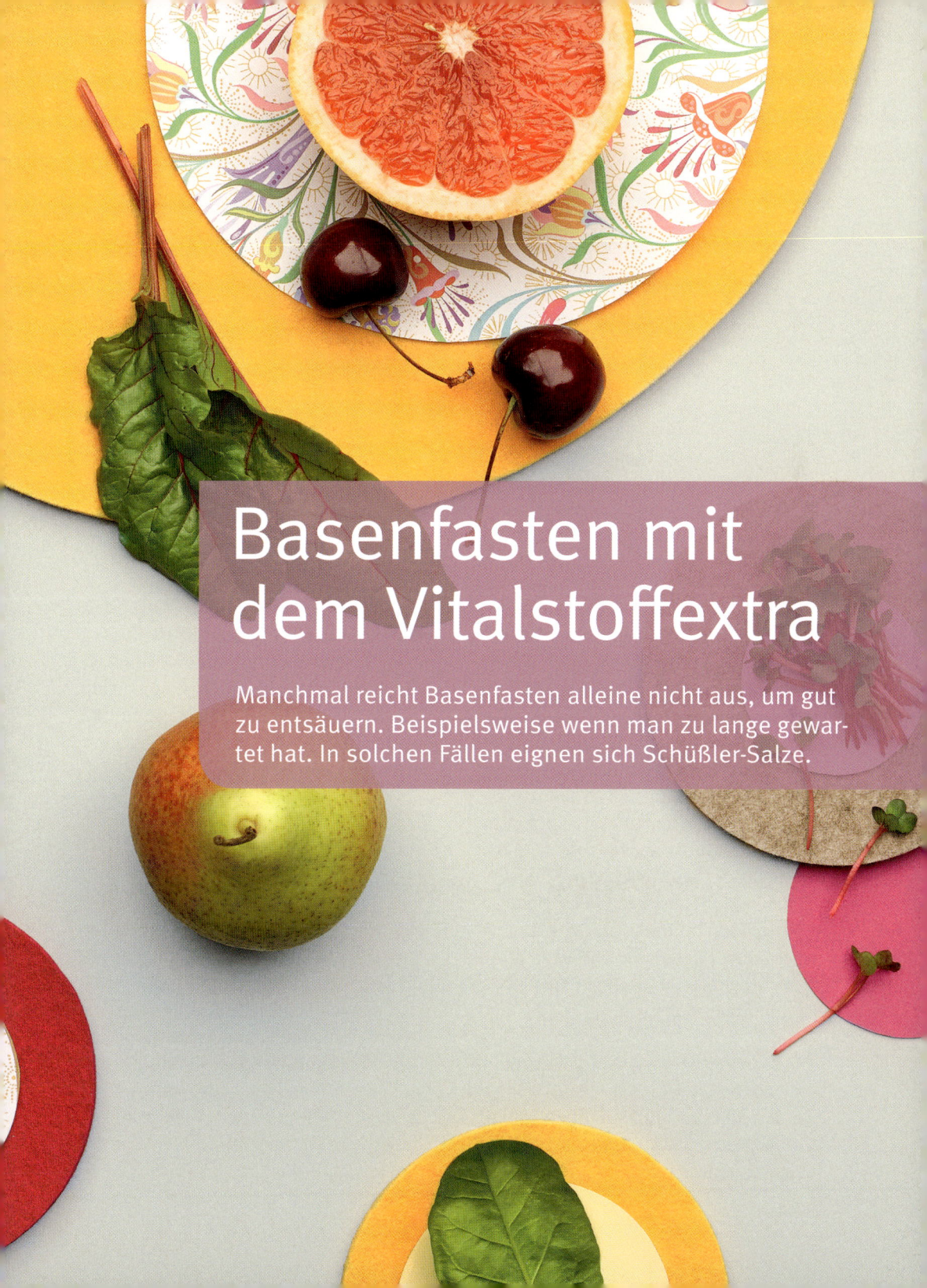

Basenfasten mit dem Vitalstoffextra

Manchmal reicht Basenfasten alleine nicht aus, um gut zu entsäuern. Beispielsweise wenn man zu lange gewartet hat. In solchen Fällen eignen sich Schüßler-Salze.

Basenfasten-Basics

Ganz klar: Die Idee des Basenfastens ist es, alleine mit der vitalstoffreichen, 100 Prozent basischen Kost wieder neue Power zu geben. Ohne Zusatzmittel.

Manchmal reicht Basenfasten alleine nicht aus, vor allem dann, wenn Sie über Jahre hinweg ein »saures Leben« geführt haben. Dann ist es wunderbar hilfreich, auf die unterstützenden Schüßler-Salze zu setzen, die die Entsäuerung unterstützen und den Erfolg der Basenfastenzeit verstärken. Ein Vitalstoff-Wellnessprogramm, einfach und effektiv, nach dem Motto: das Gute rein, das Schlechte raus. Jeder Tag der Kur steht unter einem anderen Motto, beispielsweise Haut (Seite 86), Immunsystem (Seite 74), oder Darm (Seite 96) etc., und zu jedem Tag empfehle ich Ihnen die passenden Schüßler-Salze.

Die Basenfasten-Basics sind die Grundlage jeder Basenfastenkur – natürlich auch der Basenfasten-plus-Kur. Aber: Nobody's perfect und auch Sie müssen es nicht sein. Das würde nur Stress erzeugen und

der macht bekanntlich sauer. Am besten betrachten Sie die Basics als Orientierung. Wenn Sie die folgenden Grundlagen des Basenfastens bereits aus meinen anderen Büchern kennen, lesen Sie einfach weiter ab Kapitel »1 Woche entsäuern – legen Sie los!« (Seite 64).

Basisch essen, trinken und den Darm reinigen

Die wichtigsten Basics sind 100 Prozent basische Ernährung, die Trinkmenge und die Darmreinigung. Wenn Sie die Darmreinigung unter den Tisch fallen lassen, kommt es in den ersten Tagen gerne zu Blähungen und Verdauungsstörungen – auch Kopfschmerzen sind möglich. Vermeiden Sie diese Begleiterscheinungen lieber – Sie werden sich wohler fühlen. Zu wenig Trinken kann zu Kopfschmer-

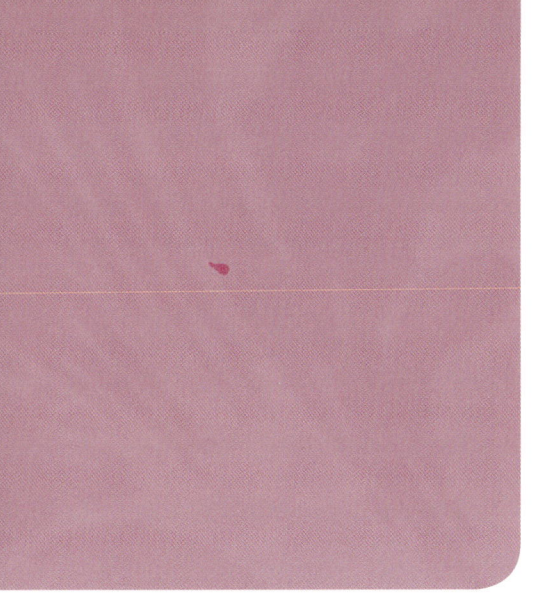

an denen es schwerer fällt. Und wenn Sie einmal gar nicht motiviert sind? Besinnen Sie sich auf Ihre ursprüngliche Motivation und versprechen Sie sich eine Belohnung (»Morgen gönne ich mir eine Massage«, »Wenn ich 4 Kilo los bin, kaufe ich mir eine neue Hose oder melde mich zu einem Tango-Kurs an«).

Ernährung: 100 Prozent basisch

Dieses Basic ist ein absolutes Muss. Durch die 100 Prozent basische Kost kommt es zur optimalen Entsäuerung und dadurch unterscheidet sich Basenfasten von all den Säure-Basen-Diäten, die auf dem Markt sind. Basenfasten ist 100 Prozent basenbildend – ohne Kompromisse: Alle Nahrungsmittel, die Sie zu sich nehmen, bilden im Körper Basen oder reagieren neutral, wie Wasser oder Pflanzenöle (Seite 59). Durch den völligen Verzicht auf Säurebildner wird eine Mobilisierung der abgelagerten Säuren erreicht, die dann durch hohe Trinkmengen und regelmäßige Darmreinigung ausgeschwemmt werden. Je genauer Sie sich daran halten, umso größer ist Ihr Erfolg. Die 100 Prozent basischen Rezepte in diesem und meinen anderen Büchern liefern Ihnen jede Menge Ideen und passen in jede Lebenssituation.

zen, Verdauungsproblemen und Schwächeln des Kreislaufs führen. Die Basics sind so zusammengestellt, dass Sie sich in der Basenfastenwoche wirklich wohlfühlen und optimal entsäuern können.

Motivation

Beginnen Sie eine Basenfastenwoche immer erst dann, wenn Sie merken, dass Sie richtig gut motiviert sind – Motivation garantiert Ihnen den größtmöglichen Erfolg. Machen Sie jeden Tag den Motivationscheck: »Warum will ich gerade jetzt etwas für meine Gesundheit tun?« Sollen ein paar Pfunde purzeln, wollen Sie die Frühjahrsmüdigkeit überwinden? Wollen Sie allgemein etwas Gutes für sich tun? Wollen Sie eine Krankheit loswerden? Meist reichen solche Fragen aus, um wieder genügend Motivation zum Weitermachen zu haben an den Tagen,

Genuss

Während einer Basenfastenwoche geht es auch um die Erfahrung, dass »nur Obst und Gemüse essen« nicht doof, einseitig und langweilig ist. Im Gegenteil, naturbelassen zubereitetes Obst und Gemüse ist Genuss pur. Wenn Sie dazu noch gut und langsam kauen, dann steigern sie damit den Genuss des Essens und entlasten gleichzeitig Ihre Verdauungsorgane. Experimentieren Sie mit der Vielfalt basischer Lebensmittel und genießen Sie: Richten Sie die Gerichte auf schönen Tellern appetitlich an – ein lieblos auf den Teller gelegtes Essen schmeckt nie wirklich gut. Achten Sie auf ein schönes Ambiente: Decken Sie den Tisch, zünden Sie eine Kerze an und essen Sie nur mit netten Leuten.

Trinken

Trinken ist das A und O jeder Fastenkur, auch des Basenfastens: 2,5 bis 3 Liter reines Quellwasser ohne Kohlensäurezusatz oder stark verdünnte Kräutertees durchspülen die Lymphe, das Bindegewebe und die Nieren. Welches Quellwasser Sie verwenden, das hängt von ihrem Geschmack und von Ihren gesundheitlichen Ansprüchen ab. Einige Sorten, die es vorwiegend in Reformhäusern und Naturkostläden gibt, unterstützen die Entgiftung – besonders dann, wenn sie mineralienarm sind.

Sie können Ihre erforderliche Trinkmenge aber auch mit Ingwerwasser (Seite 66) oder Kräutertee abdecken – allerdings stark verdünnt: 1 Beutel Tee auf ein Liter Wasser. Als Teesorten kommen alle Kräutermischungen infrage (Naturkostladen oder Reformhaus), die wirklich nur aus einheimischen Kräutern bestehen – ohne Zusätze. Ich empfehle gerne folgende Teesorten:

- Abendtraum, Basenkräuter, Kräutertraum oder Morgengruß (jeweils von Lebensbaum)
- Haustee (Lebensbaum)
- Basen-Ausgleich-Tee (Sonnentor)
- Everstaler (Everstaler)
- 24 Kräutertee Basen-Balance (Salus)

Bitte verwenden Sie keine Einzelteesorten wie Pfefferminztee oder Kamillentee in größeren Mengen, da sie in höheren Konzentrationen Arzneiwirkung haben. Ebenfalls vermeiden sollten Sie Tee, der Früchte, Roiboos oder Aromastoffe enthält – Früchtetees machen sauer!

Darmreinigung

Darmreinigung ist der erste Schritt, um im Körper aufzuräumen. Die meisten Menschen tragen eine Menge unverdaute Altlasten mit sich herum – schmeißen Sie die Altlasten einfach raus und entrümpeln Sie Ihren Darm! Wie – das können Sie sich aussuchen: Ob mit Glaubersalz, Bittersalz, Einläufen oder mit Colon-Hydro-Therapie – Hauptsache, der Darm wird gründlich gereinigt. Aus meiner 20-jährigen Praxis kann ich sagen, dass Einläufe und Colon-Hydro-Therapie am unproblematischsten sind. Bitte entleeren Sie Ihren Darm mit einer dieser Methoden auch dann, wenn Sie täglich Stuhlgang haben. Während der Basenfastenwoche ist es empfehlenswert, den

Darm alle 2 bis 3 Tage zu reinigen. Wenn Sie dieses Basic unter den Tisch fallen lassen, reagiert Ihr Darm möglicherweise mit Blähungen oder Verdauungsstörungen, und das belastet wiederum unnötigerweise den Stoffwechsel.

Darmreinigung mit Glaubersalz Glaubersalz, das wohl bekannteste Darmreinigungsmittel für Fastenkuren, ist chemisch gesehen Natriumsulfat (Natrium sulfuricum) und in allen Apotheken erhältlich. Wenn Sie den Geschmack von Glaubersalz nicht mögen, können Sie es mit Bittersalz (F.X.-Passage-Salz SL) aus der Apotheke versuchen, sollten aber die Dosis um gut ein Drittel erhöhen.

So funktioniert es: Lösen Sie 40 g Glaubersalz in ½ l Wasser auf, geben Sie etwas Zitronensaft dazu und trinken Sie die Lösung langsam. Trinken Sie danach reichlich Wasser oder Kräutertee. Die Darmentleerung sollte innerhalb der folgenden 1 bis 3 Stunden erfolgen. Ist das nicht der Fall, dann warten Sie 8 bis 12 Stunden ab und wiederholen Sie die Einnahme gegebenenfalls.

Achten Sie darauf, dass Sie in den ersten Stunden nach der Einnahme zu Hause sind und keine Termine haben, denn die Stuhlentleerung kann unvorhersehbar und plötzlich erfolgen. Eine freie Toilette sollte daher immer in Ihrer Nähe sein. Nehmen Sie es auch nicht zu spät abends ein – es könnte die ganze Nacht im Darm rumoren. Glaubersalz reizt die Darm-

schleimhäute und sollte von Menschen mit empfindlichem Darm und Neigung zu Nahrungsmittelunverträglichkeiten nicht verwendet werden.

Darmreinigung mit Einläufen

Diese Darmreinigungsmethode ist leicht zu praktizieren und auch für Eilige gut geeignet, denn sie ist gut planbar – im Gegensatz zu Glauber- und Bittersalz. Ein Einlauf wird mit einem Irrigator durchgeführt, den Sie in der Apotheke erhalten.

So funktioniert es: Füllen Sie den Irrigator mit 2 Liter warmem Wasser (Temperatur 36 bis 37 Grad). Legen Sie sich in linker Seitenlage auf ein Handtuch. Fetten Sie das Einführrohr mit etwas Vaseline oder einer anderen unparfümierten Fettcreme ein und führen Sie das Rohr wenige Zentimeter in den After ein. Nun öffnen Sie den Zulaufhahn des Irrigators und lassen das warme Wasser so lange langsam vom Enddarm aus in den Dickdarm einlaufen, bis ein starker Entleerungsdrang eintritt. Das kann bereits mit einer kleinen Wassermenge der Fall sein – jeder Darm reagiert hier etwas anders. Wenn Sie merken, dass der Druck auf die Darmwand zu stark wird und Sie das Wasser nicht mehr halten können, geben Sie diesem Druck nach und gehen Sie auf die Toilette. Wiederholen Sie diesen Vorgang so lange, bis sich Ihr Darm leer und gut anfühlt. Meist werden dazu 2 bis 3 Liter Wasser benötigt, mitunter auch mehr. Machen Sie bitte keine Zusätze in das Einlaufwasser! Wasser ist das beste Reinigungsmittel.

Bauchmassage wirkt unterstützend. Eine leichte Bauchmassage unterstützt den Reinigungsvorgang zusätzlich. Massieren Sie dabei mit vom Blinddarm ausgehenden streichenden Bewegungen in Richtung Enddarm. Wenn Sie Yoga beherrschen, können Sie, wenn der Darm viel Wasser aufgenommen hat, die Yogaübung »die Kerze« machen und die Stellung einige Minuten beibehalten. Durch diese Übung gelangt das Wasser in die unteren Dickdarmabschnitte, sodass auch diese gereinigt werden.

Darmreinigung mit Colon-Hydro-Therapie

Colon-Hydro-Therapie (CHT) ist die effektivste Art der Darmreinigung. Bei dieser Methode wird der Dickdarm mit warmem gefiltertem Wasser sanft gespült und dadurch sehr intensiv gereinigt. Das geschieht ambulant in einer Heilpraktiker- oder Arztpraxis mithilfe eines Gerätes, dem sogenannten Colon-Hydromat.

So funktioniert es: Im Grunde ist die CHT eine moderne und vor allem hygienische Form des altbekannten Einlaufs. Der Patient liegt dabei bequem in Rückenlage auf einer Behandlungsliege und in den Darm fließt über ein geschlossenes System (mit sterilem Einmaleinführbesteck) warmes, filtriertes Wasser. Der Darminhalt wird durch einen Abflussschlauch geruchfrei ausgeleitet. Während der gesamten Spüldauer von 35 bis 50 Minuten ist ein erfahrener Therapeut anwesend, der das Gerät bedient und eine gründliche Darmmassage ausführt. Der Behandlungsdruck wird ständig überwacht und die Behandlungstemperatur beträgt in der Regel 36 bis 37 Grad, entsprechend der Normaltemperatur des Darmes. Lediglich bei sehr reaktionsträgem Darm kann der Therapeut die Temperatur für kurze Zeit geringfügig erniedrigen, um einen »Kneipp-Effekt« zu erzielen. Der Behandlungsdruck liegt meist bei 50 Millibar, wird aber je nach Empfindlichkeit des Patienten individuell eingestellt. Durch den Wasserdruck wird ein leichter Massageeffekt erzeugt, der durch die Bauchmassage des Therapeuten noch verstärkt wird.

Sogar das Hautbild verbessert sich. Der Darm wird auf diese Weise zur Entleerung angeregt und es lösen sich oft selbst alte Kotreste. Durch die Entsorgung der alten Ablagerungen werden der Stoffwechsel und das Immunsystem gleichermaßen angeregt. Und: Das Hautbild verbessert sich.

Bewegung

Bewegen Sie sich regelmäßig – am besten täglich und das nicht nur während der Basenfastenwoche. Leider bewegen sich die meisten Menschen viel zu wenig.

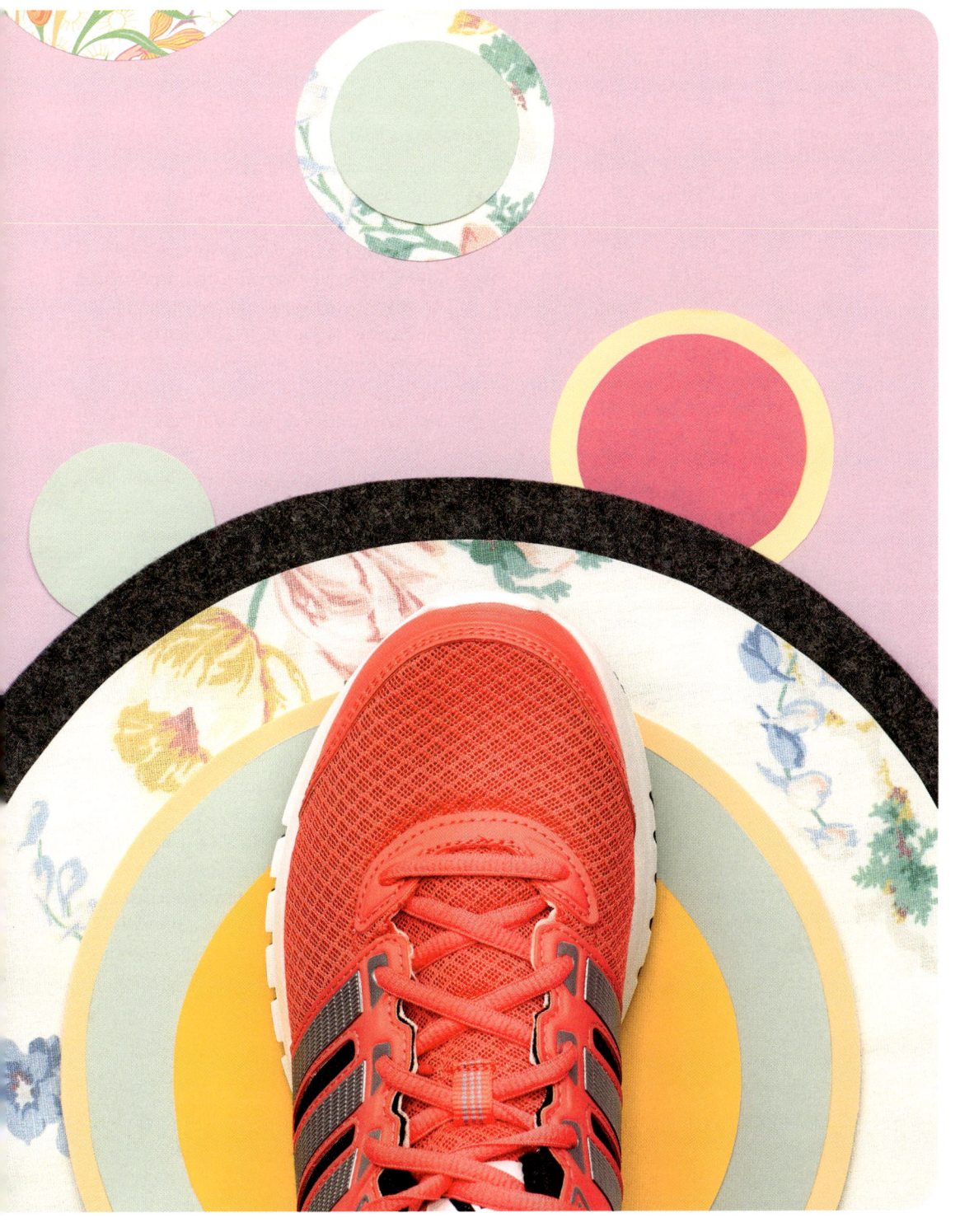

Ab in die Wanne: Basenbad

Wenn Sie vor dem Zubettgehen am Abend ein Basenbad machen, erzielen Sie damit einen doppelten Effekt: Das Basenbad wirkt entspannend und beschleunigt den Entsäuerungsprozess. In den Apotheken gibt es Basenpulver lose oder als Fertigprodukt, beispielsweise basisches Entschlackungsbad Entoxin von Spenglersan. Bleiben Sie mindestens 20 Minuten im Basenbad und cremen Sie sich danach nicht ein.

Welche Sportart Sie wählen, ist Ihren persönlichen Vorlieben überlassen. Wichtig ist, dass Sie sich regelmäßig bewegen. Auch Yoga gehört dazu, denn es dehnt und entspannt gleichzeitig. Zudem wirken einige Yogaübungen, bei denen Sie sich drehen, auch entgiftend. Wenn Sie Ihr tägliches Yogaprogramm gut abstimmen, erreichen Sie damit über die Dehnübungen alle Körperteile und besänftigen durch die Übungen gleichzeitig Ihren Geist.

Eine anschließende Meditation hilft zusätzlich, den Geist zur Ruhe zu bringen. Jede Tätigkeit, die den Geist zur Ruhe bringen kann, führt automatisch zur Entsäuerung. Gewöhnen Sie sich ein Bewegungsprogramm an – das kann im

Sommer anders aussehen als im Winter. Und wenn Sie nur täglich 30 Minuten einen Spaziergang machen – das ist schon ein Anfang. Wenn Sie sich erst einmal daran gewöhnt haben, vermissen Sie Ihre tägliche Bewegung, wenn Sie einmal keine Zeit dazu haben. Ob Sie Ihr Bewegungsprogramm morgens, mittags oder abends einplanen, das ist im Prinzip egal. Planen Sie so, wie es für Sie auch realisierbar ist und in Ihren Tagesablauf passt. Wenn Sie es absolut nicht schaffen, sich aus dem Haus zu bewegen, dann sind 30 Minuten Gymnastik eine gute Alternative.

Erholung

Erholung ist ein ganz wichtiger Baustein im Rahmen einer Entsäuerungskur. Aber wie kann das im heutigen stressüberfüllten Leben überhaupt funktionieren? Ganz einfach. Ändern Sie in der Basenfastenwoche einmal Ihre Gewohnheiten. Gehen Sie früher zu Bett, lesen Sie abends in einem schönen Buch anstatt zu arbeiten oder fernzusehen, stöbern Sie in alten Urlaubsfotos oder legen Sie sich gemütlich in die Badewanne. Machen Sie einen Massagetermin aus …

Es gibt unzählige Möglichkeiten, sich vom Alltag zu erholen. Erholung beschleunigt die Entsäuerung und ein erholsamer Schlaf ist die einfachste und billigste Erholungsmethode – 8 bis 9 Stunden pro Nacht sind ideal.

Thermalbäder und andere Wasseranwendungen

Ein Besuch im Thermalbad ist eine ideale Unterstützung für die Basenfastenkur, denn Thermalanwendungen, Wasseranwendungen ganz allgemein, wirken entsäuernd. Manche alten Kurhotels haben sogar noch Thermalwasser in den Gästezimmern. Hier können Sie sich morgens oder abends ganz gemütlich Ihr privates Thermalbadewasser einlaufen lassen und sich danach noch zur Erholung einige Minuten ins Bett legen.

Dauer eines Thermalbades: je nach Zustand Ihres Kreislaufs 15–30 Minuten. Auch Saunagänge, Kneippanwendungen und ein Besuch im Hamam sind ideal beim Basenfasten.

Hamam Wenn Sie sich etwas Luxus gönnen wollen, dann besuchen einmal ein Hamam. Das Hamam, ein orientalisches Reinigungsbad, ist mein persönlicher Favorit. Die Baderäume für die ritualisierten Reinigungsprozeduren des Hamam, die aus dem islamischen Kulturbereich stammen, sind geschichtlich betrachtet nach den Vorbildern der römischen Thermalbäder gebaut. Hamam leitet sich vom arabischen Wort hammam ab und

bedeutet sinngemäß „Wärmespender". Im arabischen Raum gibt es überall diese Badeanstalten, in denen man sich trifft, Tee trinkt, plaudert und dabei seine Körperreinigungsrituale vollzieht. So habe ich es im türkischen Bad auf Rhodos erlebt.

Ein arabisches Hamam besteht aus mehreren Räumen: einem Vorraum, einem Übergangsraum von 25 bis 30 °C Wärme und einer Luftfeuchtigkeit von 80 bis 90 Prozent, einem Heißluftraum von 30 °C und mehr als 90 Prozent Luftfeuchtigkeit und einem Ruheraum. Im Heißluftraum befindet sich in der Mitte ein achteckiger Stein, der sog. Nabelstein, auf dem die Massage von einem Bademeister durchgeführt wird. Nach einer Grundreinigung mit einem Handschuh aus Ziegenleder erfolgt eine 20 bis 30 Minuten lange Massage mit Seifenschaum. Alle Körperteile, auch der Kopf, werden gereinigt und massiert – danach begibt man sich in den Ruheraum. Mittlerweile gibt es in Deutschland an vielen Orten ein Hamam, der meist nur aus einem Heißluftraum besteht und deutlich europäischer und teurer ist als die Originale. Dennoch ist es eine herrliche, umfassende und entsäuernde Reinigungsprozedur, die Sie den Alltag schnell vergessen lässt.

Basenfasten: regelmäßig das Richtige essen

Basenfasten ist einfach und unkompliziert, aber ein paar Grundregeln sollten Sie dennoch im Auge behalten, damit die Kur zu einem echten Erfolg wird.

Die zehn Regeln, die Sie auf den folgenden Seiten finden, helfen Ihnen, Basenfasten wirklich zu einem Gesundheitserlebnis zu machen. Wenn Sie diese Regeln beachten, vertragen Sie die basischen Lebensmittel viel besser, als wenn Sie alles wild durcheinanderessen oder Rohkost zu allen möglichen Tageszeiten essen. Viele Basenfaster machen beispielsweise den Fehler, sehr unregelmäßig zu essen. Besonders Berufstätige neigen dazu, morgens ein wenig Obst zu essen und dann den ganzen Tag nur zu trinken, weil plötzlich wichtige Geschäftstermine dazwischen gekommen sind. Am Abend überfällt sie dann der Hunger und sie essen dann eine große Gemüseportion. Am nächsten Tag essen sie dann drei Mahlzeiten, am übernächsten wieder nur zwei. Leider sind Unregelmäßigkeiten für eine optimale Entsäuerung gar nicht günstig.

Regelmäßig essen. Beim Basenfasten wird der Stoffwechsel bewusst nicht auf Fastenstoffwechsel umgeschaltet. Drei basische Mahlzeiten führen zur Entsäuerung – bei normal arbeitendem Stoffwechsel. Unregelmäßigkeiten stören diesen Prozess. Auch hier können Blähungen eine mögliche Folge sein. Deshalb: Nehmen Sie Ihre Mahlzeiten wirklich regelmäßig ein!

Alle Basenfastennahrungsmittel auf einen Blick

Auf den folgenden Seiten sehen Sie, wie gehaltvoll Basenfasten ist – und vor allem, welch große Auswahl Sie haben! Die Tabellen zeigen Ihnen alle beim Basenfasten erlaubten Lebensmittel. Damit Sie sich einen Überblick über den Gehalt wichtiger Vitalstoffe verschaffen können,

zwar alles basisch, aber völlig einseitig. So bitte nicht! Und nicht vergessen: Kauen Sie langsam und gründlich. So sind Ihnen die Vitalstoffe sicher.

Trockenobst ist neben Oliven und Mandeln eine ideale Zwischenmahlzeit – wenn Sie unbedingt eine benötigen! – vorausgesetzt, es ist ungeschwefelt. Getrocknetes Obst enthält Vitalstoffe in konzentrierterer Form – besonders hoch ist der Gehalt an Kalium, Magnesium und Eisen. Mittlerweile gibt es in Reformhäusern und Naturkostläden eine große Auswahl getrockneter Obstsorten: Mango,

sind hinter den Lebensmitteln jeweils die Vitamine und Mineralstoffe angegeben, die in besonders großer Menge darin enthalten sind. Alle genannten Lebensmittel und Getränke bekommen Sie in gut sortierten Lebensmittelgeschäften, Reformhäusern und Naturkostläden. Obst, Gemüse, Kräuter und Keimlinge gibt es auf allen Wochenmärkten.

Wenn Sie die Basenfastenwoche abwechslungsreich gestalten und nach den Rezepten in diesem Buch kochen, mangelt es Ihnen an keinen Vitalstoffen. Meine Bitte also an Sie: Machen Sie sich mit dieser Tabelle keinen Stress und begehen Sie keine Erbsen- bzw. Vitalstoffzählerei. Diese Woche ist so angelegt, dass Sie ausreichend mit Vitalstoffen versorgt sind, es sei denn, Sie essen jeden Tag nur eine Banane, etwas Eisbergsalat ohne Keimlinge und abends Pellkartoffeln. Das ist dann

Ungeschwefeltes Trockenobst

Trockenobst	wertvolle Inhaltsstoffe
Ananas	Enzyme
Aprikose	Kalium, Eisen, Mangan
Banane	Kalium, Magnesium, Eisen, Mangan
Birne	Eisen, Zink
Brombeeren	Magnesium, Eisen, Zink, Mangan
Feigen	Eisen, Zink
Papaya	Enzyme
Pfirsich	Kalium, Eisen
Rosinen	Eisen, Zink

Ananas, Papaya, Banane, Beeren, Äpfel, Feigen, Pflaumen usw. Bitte beachten Sie, dass sich in Trockenobst nicht nur der Vitalstoffgehalt konzentriert, sondern auch der Schadstoffgehalt. Deshalb: Verwenden Sie ausschließlich Trockenfrüchte aus biologischem Anbau, die in der Regel auch ungeschwefelt sind – Schwefelung macht sauer.

Die 10 goldenen Wacker-Regeln

Beim Basenfasten kommt es nicht nur auf das »Obst-und-Gemüse-Essen« an, sondern vor allem auf das »Wie« und auf das »Wann«.

1 Essen Sie Rohkost nur, wenn Sie diese vertragen. Dass Rohkost gesund ist, weiß jeder. Wenn Sie Rohkost aber nicht gut verdauen können, dann belastet das Ihren Darm und das ist nicht gesund. Achten Sie deshalb genau auf Ihren Körper: Wenn Sie oft mit Blähungen oder Schmerzen auf Rohes reagieren, sollten Sie die Gemüse lieber schonend dünsten. Wenn Sie unempfindlich sind, können Sie rohes Obst und Gemüse nach Herzenslust – bis 14 Uhr – verzehren.

2 Essen Sie Rohkost nur bis 14 Uhr. Und damit folgt die 2. Wacker-Regel: Nach 14 Uhr behindert Rohkost die Leber bei ihren internen Stoffwechselarbeiten und ist dadurch schwerer verdaulich. Gesunde merken das nicht direkt. Darmempfindliche spüren das jedoch in Form von Blähungen, Verstopfung oder Durchfall. Essen Sie Obst immer nur auf nüchternen Magen – also zum Frühstück.

3 Essen Sie möglichst nach 18 Uhr nichts mehr. Was nach 18 Uhr gegessen wird, landet auf den Hüften und überfordert die Leber. Der interne Stoffwechsel der Leber ist in der Nacht besonders aktiv und sorgt, wenn er nicht durch zusätzliche Mahlzeiten gestört wird, nachts für die Entgiftung. So arbeitet Ihr Körper für Sie, während Sie schlafen.

4 So naturbelassen wie möglich. Da beim Erhitzen Vitalstoffe verloren gehen, ist es wichtig, dass Sie Ihre Gemüsegerichte besonders schonend zubereiten. Lassen Sie Gemüse nie ganz weich werden und braten Sie nicht zu viel. Am schonendsten können Sie Gemüse im Gemüsedämpfer zubereiten. Das ist ein Edelstahltopf mit einem Siebeinsatz, in dem das Gemüse nicht im Wasser liegt, sondern ohne Druck nur durch den Dampf gegart wird. Das schont die Vitalstoffe und erhält dadurch das volle Gemüsearoma.

5 Essen Sie nicht zu viel. Die Faustregel heißt: Essen Sie so wenig wie möglich und nur so viel wie nötig! Und wenn es noch so basisch ist – zu viel ist immer ungesund. Versuchen Sie, langsam und bewusst zu essen, und kauen Sie sehr gründlich. Auf diese Weise verhindern Sie, dass Sie Ihr Essen hinunterschlingen und nicht merken, wann Sie eigentlich

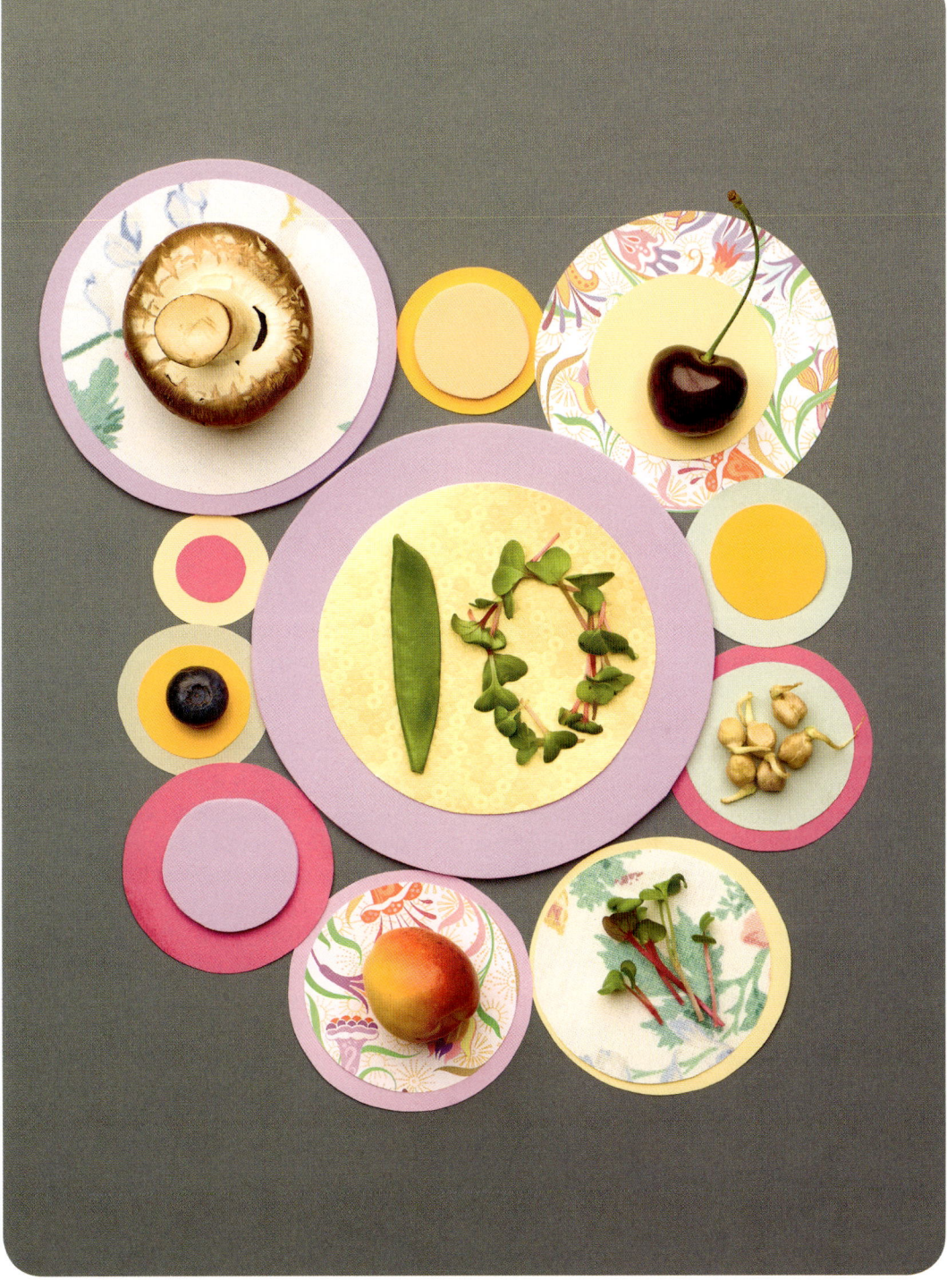

schon satt sind. Ich schreibe nicht vor, wie viel Sie essen, denn eines der Basenfastenziele ist, dass Sie Ihre Wohlfühlessmenge selbst herausfinden.

6 Keine wilden Mischungen. Simplify your Life – das sollte auch für die Küche gelten. Je weniger Nahrungsmittel Sie mischen, umso intensiver können Sie den Geschmack der Zubereitung erleben. Das ist ein anderer Kick für die Geschmacksnerven – der pure Geschmack der Natur. Deshalb: Verwenden Sie pro Mahlzeit möglichst nur 2 bis 4 Obst- oder Gemüsesorten.

7 Verwenden Sie Gewürze sparsam. Wenn Sie zu stark würzen, irritieren Sie damit Ihre Geschmacksnerven – das lässt Sie unter anderem das Gefühl für Sättigung verlieren. Das ist auch der Grund, weshalb ich Knoblauch und Bärlauch trotz ihrer vielfältigen Gesundheitswirkung beim Basenfasten nicht empfehle. Kräuter – vor allem frische Kräuter – sind die optimalen Würzmittel. Würzen Sie Ihre Speisen zunächst mit Kräutern und schmecken Sie dann mit Sesamsalz (Gomasio) ab. So halten Sie den Salzverbrauch niedrig. Kräutersalzmischungen sind ebenfalls empfehlenswert.

8 Essen Sie nur die basischen Lebensmittel, die Sie mögen. Gehen Sie auf den Wochenmarkt, lassen Sie sich von den verlockenden Obst- und Gemüseangeboten der Saison verführen und kaufen Sie aus dem Bauch heraus die Sorten, auf die

Lust auf Süßes?

Zucker ist beim Basenfasten natürlich tabu – wenn Sie jedoch mal Lust auf Süßes haben, gibt es folgende Möglichkeiten:

- Apfelsaftkonzentrat
- Apfel- oder Birnenkraut
- Agaven- oder Birnendicksaft

Sie spontan Lust haben. Mir geht es meist so: Ich stelle mir zu Hause ein leckeres Gemüsegericht vor, finde dann aber genau diese Gemüsesorte auf dem Markt nicht so frisch. Dafür liegt daneben ein anderes Gemüse, das mich sehr anspricht – das ich dann schließlich kaufe.

9 Essen Sie mehr Gemüse als Obst – und zwar nur reifes. Nur reifes Obst und Gemüse werden basisch verstoffwechselt! Dies ist einer der Gründe, weshalb ich die Gemüse- und Obstsorten der Saison vorziehe. Unreifes kann bei Menschen mit empfindlichem Magen und Darm leicht zu Blähungen und Schmerzen führen. Achten Sie auch darauf, dass Sie deutlich mehr Gemüse als Obst essen – zu viel Obst kann ebenfalls zu Blähungen führen und es macht nicht lange satt. Generell gilt: 20 Prozent Obst – am besten zum Frühstück – und 80 Prozent Gemüse.

10 Kauen Sie gründlich. Gut gekaut ist halb verdaut und macht schneller satt. Erfahrungsgemäß ist es ein langer

Prozess, bis Sie wirklich langsam und gut kauen. Deshalb: üben, üben, üben. Gründlich kauen, das heißt ein 2 cm dicker Apfelschnitz sollte mindestens 30-mal gekaut werden. Wenn Sie das schaffen, verbessern Sie damit Ihre Verdauung.

Basenbildende Obstsorten

Obst	wertvolle Inhaltsstoffe
Äpfel	Pektin
Ananas	Mangan, Enzyme
Apfelbanane	Kalium
Aprikosen	Kalium, Vitamin A
Avocados	Kupfer, Kalium, Magnesium, Vitamin B_6
Bananen	Kalium, Magnesium, Silizium, Vitamin B_6
Birnen	Kalium, Eisen
Brombeeren	Mangan
Clementinen	Vitamin C
Cranberries	Vitamin C
Datteln, frische	Kalium, Kalzium, Magnesium, Eisen, Kupfer
Esskastanien (Maronen)	Eisen
Erdbeeren	Eisen
Feigen	Kalium, Kalzium, Eisen
Granatäpfel	Kalium
Grapefruits	Vitamin C
Guaven	Kalium, Eisen, Vitamin C
Heidelbeeren	Eisen, Mangan
Himbeeren	Eisen, Mangan

Obst	wertvolle Inhaltsstoffe
Honigmelonen	Eisen, Vitamin A
Jostabeeren	Vitamin C
Kirschen (sauer, süß)	Folsäure
Kiwis	Kalium, Magnesium, Eisen, Zink, Vitamin C
Kumquats	Vitamin C
Limetten	Vitamin C
Mandarinen	Vitamin C
Mangos	Eisen, Vitamin A
Maracuja (Passionsfrucht)	Kalium, Magnesium, Eisen, Vitamin C
Maronen (Esskastanien)	Eisen
Minneolas (Orangenmandarinen)	Vitamin C
Mirabellen	Eisen
Nektarinen	Vitamin C
Oliven (grün, schwarz)	Kalzium, Eisen – sehr basisch!
Orangen	Vitamin C
Pampelmusen	Vitamin C
Papayas	Magnesium, Eisen, Vitamin C, Enzyme
Passionsfrucht (Maracuja)	Kalium, Magnesium, Eisen, Vitamin C
Pfirsiche	Eisen
Pflaumen	Kalium, Eisen
Preiselbeeren	Kupfer, Mangan
Quitten	Eisen
Reineclauden	Kalium, Eisen

Obst	wertvolle Inhaltsstoffe
Rosinen	Kalium, Mangan, Eisen
Rote Johannisbeeren	Kalium, Eisen, Mangan
Sanddornbeeren	Magnesium, Vitamin C
Satsumas	Vitamin C
Sauerkirschen	Folsäure
Schwarze Johannisbeeren	Kalium, Eisen, Mangan, Vitamin C
Stachelbeeren	Eisen
Trauben	Vitamine B und C
Weintrauben (weiß, rot)	Vitamine B und C
Zitronen	Kupfer, Vitamin C
Zwetschgen	Kalium, Eisen

Basenbildende Gemüsesorten und Pilze

Gemüse	wertvolle Inhaltsstoffe
Auberginen	Kalium, Magnesium
Austernpilze	Vitamin B
Blumenkohl	Kalium, Vitamine C, K , B
Bohnen, grüne	Kalium, Magnesium, Eisen, Mangan, Molybdän, Silizium
Brokkoli	Kalium, Kalzium, Magnesium, Eisen, Zink, Mangan, Jod, Vitamine C, A, K, B, Folsäure
Butterrüben, gelbe	Kalium, Eisen
Carli-Paprika	Eisen, Vitamin C

Gemüse	wertvolle Inhaltsstoffe
Champignons	Kalium, Eisen, Kupfer, Jod, Vitamine D, B
Chinakohl	Vitamin C
Chicorée (rot, weiß)	Vitamin A
Erbsen, frisch	Vitamin B, Folsäure
Fenchel	Kalium, Kalzium, Magnesium, Eisen, Mangan, Vitamin C
Frühlingszwiebeln	Kalium, Zink, Mangan
Grünkohl	Kalium, Kalzium, Magnesium, Eisen, Mangan, Vitamine A, E, B, sehr viel Vitamin K, Folsäure
Karotten	Kalium, Kalzium, Eisen, Mangan, Vitamin A
Kartoffeln	Kalium, Kupfer, Vitamine der B-Gruppe
Knollensellerie	Kalium, Kalzium, Vitamin B, Folsäure
Kräuterseitlinge	Kalium, Eisen, Kupfer, Fluor
Kohlrabi	Eisen, Selen, Folsäure
Kürbisarten	Kalium, Eisen, Mangan, Vitamin A
Lauch (Porree)	Kalium, Kalzium, Magnesium, Eisen, Mangan, Silizium, Vitamine B, C, Folsäure
Mangold	Magnesium, Kalzium, Eisen, Mangan, Fluor, Vitamine A, B, C
Navets-Rübchen (weiße Rübchen, Teltower Rübchen)	Kalium, Kalzium, Vitamin C
Okraschoten	Kalium, Kalzium, Magnesium, Eisen, Kupfer, Mangan
Paprika	Kalium, Eisen, Vitamine C und A, E
Pastinaken	Kalium, Kalzium, Magnesium, Eisen, Zink, Mangan
Petersilienwurzel	Kalium, Eisen, Kupfer, Fluor
Pfifferlinge	Kalium, Eisen, Kupfer, Fluor Mangan, Vitamine A, B, D

Gemüse	wertvolle Inhaltsstoffe
Radieschen	Kalium, Eisen, Kupfer, Fluor, Vitamin C
Rettich	Kalium, Eisen
Rote Bete	Kalium, Magnesium, Eisen, Kupfer, Mangan, Folsäure
Rotkohl	Kalium, Kalzium, Magnesium
Schalotten	Kalium, Zink, Mangan
Schwarzer Rettich	Kalium, Eisen (sehr basisch!)
Schwarzwurzel	Kalium, Magnesium, Eisen, Kupfer, Zink, Mangan, Vitamine E, B
Spinat	Kalium, Kalzium, Magnesium, Eisen, Mangan, Fluor, Jod, Vitamine A, E, K, B, C
Staudensellerie	Kalium, Kalzium, Magnesium, Fluor, Vitamin A
Steinpilze	Kalium, Eisen, Kupfer, Jod, Fluor, Vitamine D, B
Süßkartoffeln	Kalium, Eisen, Kupfer, Mangan, Vitamin B
Teltower Rübchen (Navets)	Kalium, Kalzium, Vitamin C
Tomaten	Kalium, Vitamin C, Lycopin
Topinambur	Kalium, Magnesium, Eisen, Zink
Trüffel	Kalium, Eisen, Kupfer, Jod, Fluor, Mangan
Trüffelkartoffeln	Kalium, Magnesium
Urkarotten (Betakarotten)	Kalium, Kalzium, Eisen, Mangan, Vitamin A
Weißkohl	Kalium, Kalzium, Vitamine E, K
Wirsing	Kalium, Kalzium, Eisen, Mangan, Vitamine E, B, C
Zucchini	Kalium, Magnesium, Eisen
Zuckerschoten	Kalium, Kalzium, Magnesium, Eisen, Kupfer, Mangan
Zwiebeln	Kalium, Zink, Mangan

Salate, Kräuter und Gewürze

Salate, Kräuter, Gewürze	wertvolle Inhaltsstoffe
Basilikum	Kalium, Kalzium, Eisen, Zink, Mangan
Brunnenkresse	Kalzium, Vitamin C
Dill	Kalzium, Eisen, Zink, Mangan
Endivien	Kalium, Eisen, Vitamin A
Feldsalat	Kalium, Eisen, Zink, Fluor, Jod, Vitamin A, Folsäure
Gartenkresse	Kalium, Kalzium, Magnesium, Eisen, Mangan, Vitamin C
Ingwer	Eisen, Kalium, Magnesium, Phosphor,
Kapuzinerkresse	Kalzium, Eisen, Vitamin C
Kopfsalat	Vitamine A, K
Liebstöckel	Zink, Eisen
Löwenzahn	Kalium, Kalzium, Eisen, Mangan
Majoran	Eisen
Meerrettich	Kalium, Eisen
Petersilie	Kalium, Kalzium, Eisen, Mangan, Kupfer, Zink, Silizium, Vitamin K
Radicchio	Eisen, Mangan
Rosmarin	Eisen
Rukola (Rauke)	Kalium, Kalzium, Eisen
Salbei	Eisen
Schnittlauch	Eisen, Zink, Vitamin K
Thymian	Eisen (Der Eisengehalt von 50 g Thymian entspricht der empfohlenen Tagesmenge!)

Besonders die Mittelmeerkräuter Thymian, Rosmarin und Oregano weisen extrem hohe Eisenwerte auf. Kräuter sind zudem sehr reich an sekundären Pflanzenstoffen. Die meisten Kräuter fördern zudem die Verdauung, viele fördern die Bekömmlichkeit der Nahrung und einige, wie Kapuzinerkresse und Schwarzkümmel, wirken immunstimulierend. Deshalb: Zu jeder Mahlzeit eine Extraportion Kräuter und Sprossen, zu jeder Obstmahlzeit und jedem Saft ein wenig Minze oder Zitronenmelisse extra!

Keimlinge für die Extraportion Vitalstoffe

Samen, Keime und Sprossen sind die ungeschlagenen Champions unter den Vitalstofflieferanten, denn durch den Keimprozess vervielfacht sich der Vitalstoffgehalt – frischer und ursprünglicher geht es nicht! Beispiel Weizen: Der Gehalt an Eiweiß, Kalzium, Eisen und Vitamin B_1 verdoppelt sich im Keimling, der Gehalt an Phosphor, Magnesium, Kupfer und Vitamin B_2 verdreifacht sich sogar. Oder Luzerne: Der Gehalt an Eiweiß, Magnesium und Vitamin B_1 verdoppelt sich, der Gehalt an Eisen und Vitamin A verzehnfacht sich und der Gehalt an Kalzium ist in den Keimlingen 20-mal so hoch! Sprossen und Keimlinge enthalten alle wichtigen Mineralstoffe, sekundären Pflanzenstoffe, Enzyme und Vitamine. Die Getreidesprossen enthalten zudem einen hohen Vitamin-B-Anteil. Bitte

beachten Sie: Nur in der gekeimten Form sind Getreide beim Basenfasten erlaubt.

Sprossen selbst ziehen ist kinderleicht

Wenn Sie Sprossen regelmäßig selbst ziehen und Samen aus biologischem Anbau verwenden, haben Sie Ihren Vitalstoffhaushalt schnell im Griff. Die Sprossenzucht ist eigentlich ganz einfach – es gibt inzwischen unzählige Gefäße und Vorrichtungen dafür. Ich persönlich bevorzuge das Sprossenglas der Firma Eschenfelder – es ist leicht zu handhaben und einfach zu reinigen. Beginnen Sie mit großen, leicht zu keimenden Samen, die nicht schleimen, wie Sonnenblumenker-

Hochwertige Pflanzenöle

Kalt gepresste Öle haben grundsätzlich eine neutrale Wirkung und sind beim Basenfasten erlaubt. Sie enthalten wertvolle ungesättigte Fettsäuren und Vitamin E. Hanföl enthält zusätzlich Omega-3-Fettsäuren und Leinöl neben Omega-3- auch Omega-6-, Omega-9-Fettsäuren. Gönnen Sie sich beim Basenfasten auch das ein oder andere exotische, kalt gepresste Pflanzenöl, z.B. Arganöl (auch geröstet) oder Avocadoöl, Walnussöl, Mandelöl, Makadamia-, Kürbiskern- oder Haselnussöl.

nen, Linsen, Kichererbsen. So haben Sie von Anfang an viel Freude an Ihren Keimlingen. Es gibt aber auch immer mehr Firmen, die fertige Sprossen und Keimlinge anbieten, was natürlich viel bequemer ist. Bei Sprossen, die Sie in Geschäften oder auf dem Markt kaufen, müssen Sie aufpassen: Wenn Sie einige Tage alt sind, schimmeln sie gerne. Bei Keimlingen in einer Papierschale ist der Frischezustand leichter erkennbar.

So – nun wissen Sie, was Sie alles beim Basenfasten essen und trinken dürfen. Es ist doch eine ganze Menge. Vieles kennen Sie vielleicht gar nicht – ich wünsche Ihnen viel Spaß beim Entdecken neuer Lebensmittel. Und nun kann es losgehen.

Samen und Keime fürs Sprossenglas

Samen	wertvolle Inhaltsstoffe
Alfalfa (Luzerne)	Vitamin C, auch A, B-Vitamine, D, E und K
Brokkoli	Kalium, Kalzium, Zink, Eisen, Carotin, Vit. C, B-Vitamine
Buchweizen	Eiweiß, B-Vitamine (1 bis 9), Kalium, Eisen, Zink, Schwefel
Dinkel	Eiweiß, B-Vitamine , Kalium, Eisen
Erbsen (Erbsenspargel)	Eiweiß, B-Vitamine, Vitamin C, Kalzium, Kupfer
Gerste	Eiweiß, B-Vitamine, Enzyme
Kichererbsen	Eiweiß, Kalium, Zink, B-Vitamine
Koriandersamen	ätherische Öle, teils antibiotisch wirkend
Kresse	Vitamin C, B, D, Kalzium, Eisen, Jod, Senföle, Enzyme
Leinsamen	ungesättigte Fettsäuren
Linsen	Eiweiß, B-Vitamine, Vitamin C, Eisen, Zink, Kalium
Mungobohnen	Eiweiß, B-Vitamine, auch B_{12}, Vitamine A, C, E, Kalzium, Eisen, Kalium, Phosphor, Enzyme
Quinoa	Eiweiß, Kieselsäure, Zink, Mangan
Radieschen	Vitamin A, B-Vitamine, Eisen, Kupfer, Zink, Senföle, Enzyme

Samen	wertvolle Inhaltsstoffe
Rettich	Vitamin A, B-Vitamine, Eisen, Kupfer, Zink, Senföle, Enzyme
Rukola	Kalzium, Folsäure, hoher Jodgehalt, Senföle
Sojabohnen	Eiweiß, Vitamine A, B, C, E, Kalzium, Eisen, Kalium
Sonnenblumenkerne	Eiweiß, ungesättigte Fettsäuren, B-Vitamine, Vitamine D, E, F, K, Proteine, Mangan, Kupfer, Phosphor
Weizen	Eiweiß, Vitamin B, Proteine, als Keimling auch Vitamin B_{12}

Sonstige Nahrungsmittel

Nahrungsmittel	wertvolle Inhaltsstoffe
Algen (alle Arten)	Jod, Kalzium, Eisen
Erdmandelflocken	Ballaststoffe
Hanfsamen, geröstet	Eiweiß, Vitamin B_{12}, Omega-3-Fettsäuren
Hefeflocken	B-Vitamine
Kanne Brottrunk	Milchsäurebakterien
Kürbiskerne	Magnesium, Eisen, Kupfer, Mangan
Leinsamen, -schrot	Magnesium, Eisen, Mangan, Vitamin E
Makadamia-Nüsse	B-Vitamine, Kalium, Phosphor
Mandelmus	Kalzium, Magnesium, Eisen, Mangan
Pistazien	Kalium, Eisen, Zink, Phosphor
Sesamsalz (Gomasio)	Kalzium, Magnesium, Eisen, Zink, Kupfer, Mangan
Sonnenblumenkerne	Eiweiß, Magnesium, Eisen, Zink, Kupfer, Mangan, Vitamin E
Walnüsse (frische)	Magnesium, Mangan, Fluor

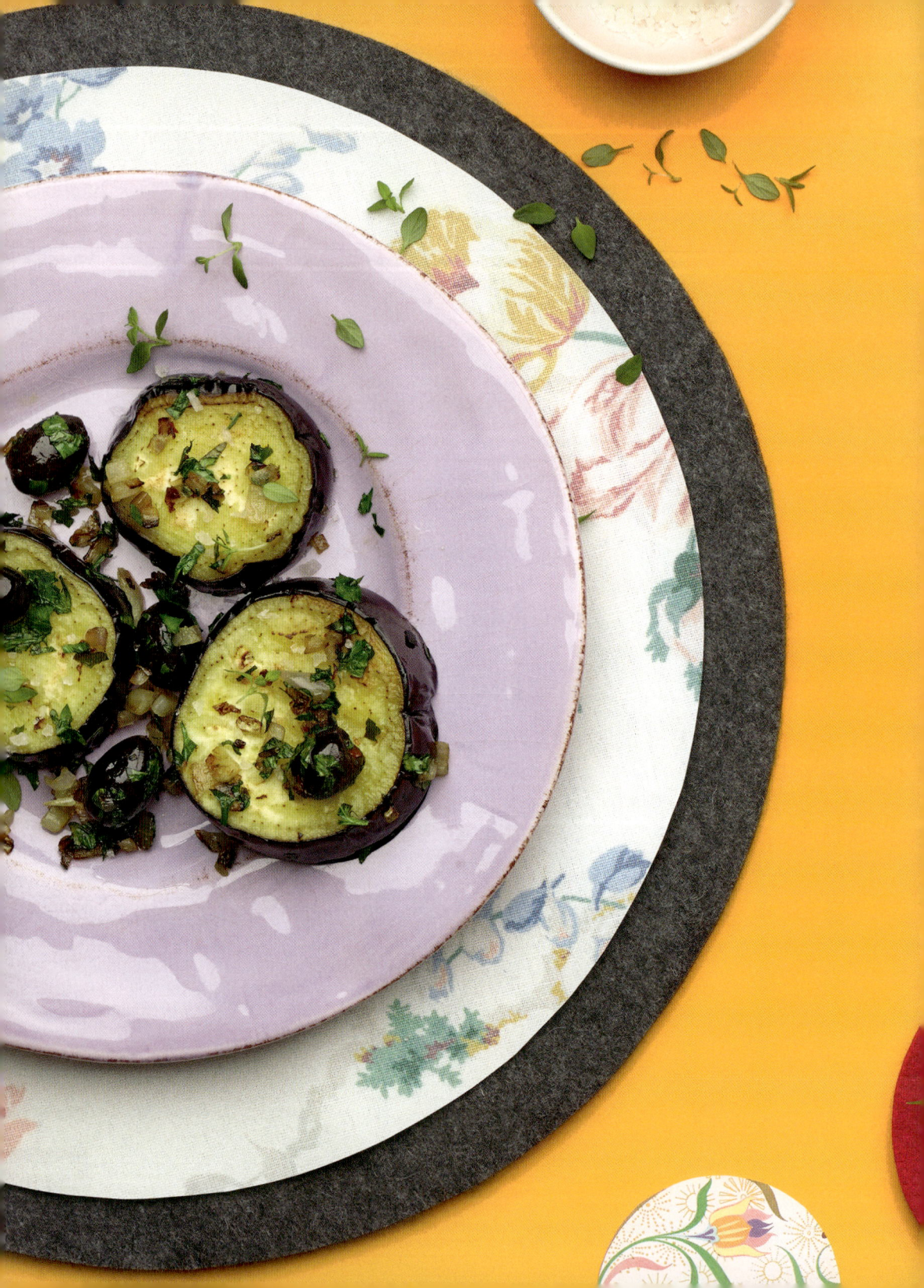

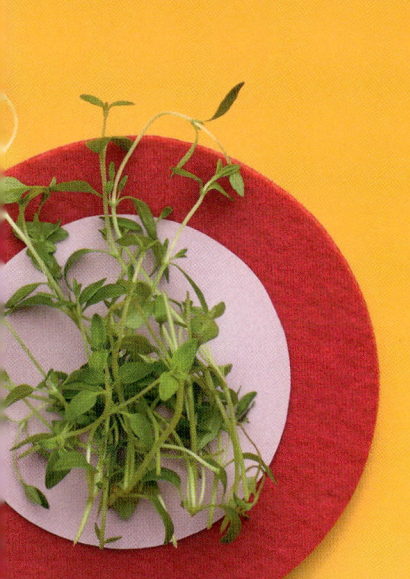
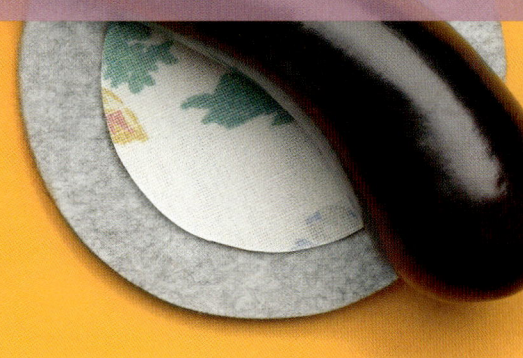

Basenfastenwoche plus – die Rezepte

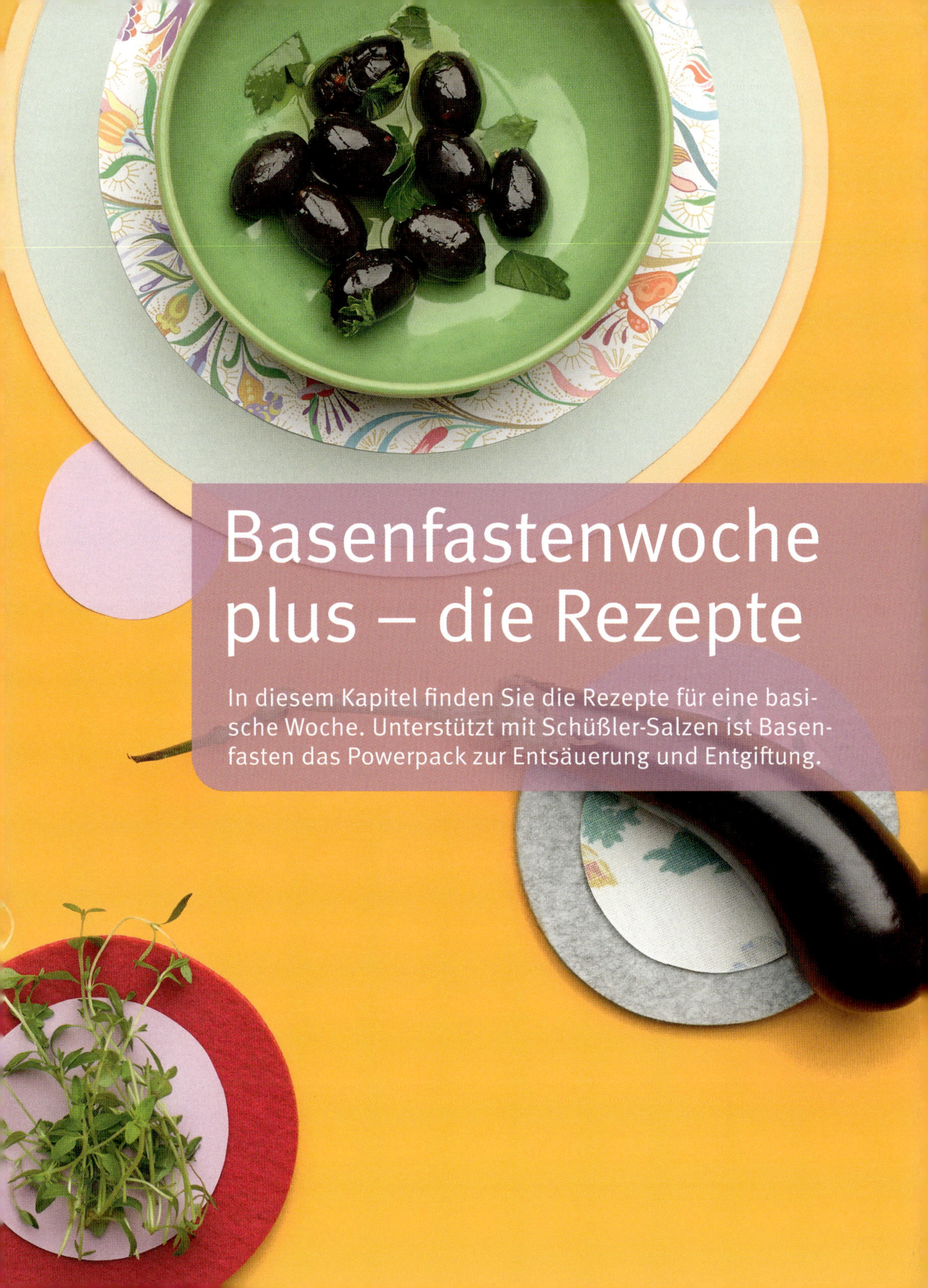

In diesem Kapitel finden Sie die Rezepte für eine basische Woche. Unterstützt mit Schüßler-Salzen ist Basenfasten das Powerpack zur Entsäuerung und Entgiftung.

1 Woche entsäuern – legen Sie los!

Ob mit oder ohne Schüßler-Salze: Wetten, diese Kur versorgt Sie in einer Woche Basenfasten mit mehr Vitalstoffen, als es Ihre »normale« Ernährung sonst tut?

Das Schöne an einer Basenfastenwoche: Sie dürfen sich Ihre Rezepte selbst aussuchen und auch die Essmengen selbst bestimmen. Basenfasten funktioniert – ob Sie nun eine Kartoffel mehr oder weniger essen. Wichtig ist, dass Sie sich an die Wacker-Regeln (Seite 50) und an die 100 Prozent basische Kost halten: Essen Sie beim Basenfasten etwa 20 Prozent Obst und 80 Prozent Gemüse. Planen Sie Ihre Rohkostgerichte zum Frühstück und Mittagessen ein und essen Sie am Abend ein gedünstetes Gemüsegericht oder eine Suppe.

Das Besondere an der Kur in diesem Buch

Jeder Tag der Basenfastenkur steht unter einem gesundheitlichen Motto. Es gibt einen Tag für mehr Knochen-Power, einen Tag für Muskeln und Bänder, einen Tag für Haut und Haare, einen Tag für das Immunsystem usw. Die Rezepte sind so abgestimmt, dass an den jeweiligen Tagen die Nährstoffzusammensetzung optimal für die jeweilige Körper- bzw. Gesundheitssituation ist.

Damit vereinen Sie zwei Dinge: Einerseits entsäuern Sie, weil Sie basisch essen und trinken, andererseits stärken Sie gezielt Ihr Immunsystem, Ihre Haut, Ihren Darm, Ihre Knochen – und können die Tage beliebig kombinieren, wenn Sie mit der Basenfasten einen bestimmten gesundheitlichen Erfolg erzielen wollen.

Saisonal auswählen und genießen

Wie in allen meinen Büchern finden Sie bei jedem Rezept einen Hinweis auf die empfohlene Jahreszeit. Das ist ein ganz

seine Stoffwechselaufgaben enorm und tragen so zu Ihrer Gesundheit bei. Wenn Sie sich dabei auf heimisches Obst und Gemüse konzentrieren, leisten Sie auch noch einen Beitrag zum Klimaschutz und schonen Ihren Geldbeutel.

Schüßler-Salze zur Unterstützung

Zur allgemeinen Unterstützung der Entsäuerung dienen die folgenden Salze, die Sie vor den Mahlzeiten einnehmen und auf der Zunge zergehen lassen sollten:

- Vor dem Frühstück 2 Tabletten Nr. 9 (Natrium phosphoricum) D 6 – regt die Nieren an, zu entgiften und die überschüssigen Säuren auszuscheiden.
- Vor dem Mittagessen 2 Tabletten Nr. 11 (Silicea) D 12 – zur Entgiftung des Bindegewebes und der Nieren.
- Am Nachmittag 2 Tabletten Nr. 6 (Kalium sulfuricum) D 6 – zur Entgiftung der Leber.
- Vor dem Abendessen 2 Tabletten Nr. 10 (Natrium sulfuricum) D 6 – regt den gesamten Stoffwechsel an, Gifte auszuscheiden, regt den Leberstoffwechsel an.

Wenn Sie nur eines der Mittel einnehmen möchten, lassen Sie davon vor den Mahlzeiten 2 Tabletten im Munde zergehen. Welche Schüßler-Salze bei eventuellen Nebenreaktionen helfen, erfahren Sie ab Kapitel »Schüßler-Salze bei Nebenerscheinungen« (Seite 130).

wesentlicher Punkt beim Basenfasten! Unsere Stoffwechselleistungen verändern sich mit den Jahreszeiten: im Sommer am aktivsten, auch unser Gemüt ist im Sommer oft aufgehellter.

Das Verdauungssystem ist ebenfalls aktiver: Beeren, Tomaten und vor allem Rohkost sind deshalb im Sommer viel verträglicher. Die Früchte und Gemüse des Sommers verderben sehr schnell, sie haben einen hohen Vitamin- und Wassergehalt – schneller Verzehr ohne lange Lagerung empfiehlt sich daher. Im Winter dagegen schaltet der Stoffwechsel auf Reserve, denn das Nahrungsangebot der Natur ist nur sehr gering. Die Gemüsesorten des Winters sind daher auf »Speicherung« eingestellt, denn sie müssen die Nährstoffe einen Winter lang halten. Auch außerhalb der Basenfastenzeit erleichtern Sie damit Ihrem Körper

Basische Frühstücksideen

>> Wenn Sie morgens eine Kleinigkeit zu sich nehmen möchten, reicht es völlig, wenn Sie ein bis zwei Obstsorten bzw. das einfache Obstfrühstück essen. Diejenigen, die morgens keinen Hunger haben, trinken einen Becher heißes Wasser bzw. Ingwerwasser zur Anregung der Entgiftung und der Verdauungstätigkeit. Auch ein frisch gepresster Saft ist ideal: Er bringt Vitalstoff-Power für den Tag und macht munter. Und wer morgens mehr braucht, gönnt sich ein basisches Müsli (Seite 68).

Für Morgenmuffel

Ingwerwasser

ganzjährig
1 Portion • gelingt leicht
⊘ 1 Min.

1 Stück frische Ingwerwurzel •
1 Tasse Wasser

● Von einem Stück frischer Ingwerwurzel (Gemüseabteilungen, Wochen-
märkte) ein 3–4 cm langes Stückchen
abschneiden, schälen und in dünne
Scheiben schneiden.

● Die Scheiben in einen Teebecher
geben und siedendes Wasser darüber-
gießen. Nach 3–5 Min. können Sie den
Ingwertee trinken.

Tipp Ingwerwasser ist das ideale
Morgengetränk für alle, die morgens
nichts runterkriegen. Essen Sie einfach
als zweites Frühstück einen Apfel, eine
Banane oder eine Karotte.

Für den kleinen Appetit

Einfaches Obstfrühstück

ganzjährig
2 Portionen • geht schnell
⊘ 2 Min.

2–3 Obstsorten je nach Jahreszeit • einige
Minze- oder Zitronenmelisseblättchen

● Das Obst je nach Sorte waschen, ggf.
schälen und auf einem Teller anrichten
und mit ein paar Blättchen Pfefferminze
oder Zitronenmelisse dekorieren.

Variante Im Winter eignen sich
2 Bananen und 1 Apfel, im Sommer
und Herbst Beeren, Trauben, Pfirsiche
oder Pflaumen.

Tipp Kaufen Sie sich einen Topf Zitronenmelisse für die Fensterbank. Die
Blätter sind eine erfrischende Beigabe
zu Obstsalaten und zu Smoothies. Frisch
oder getrocknet ist Zitronenmelisse auch
als Tee geeignet.

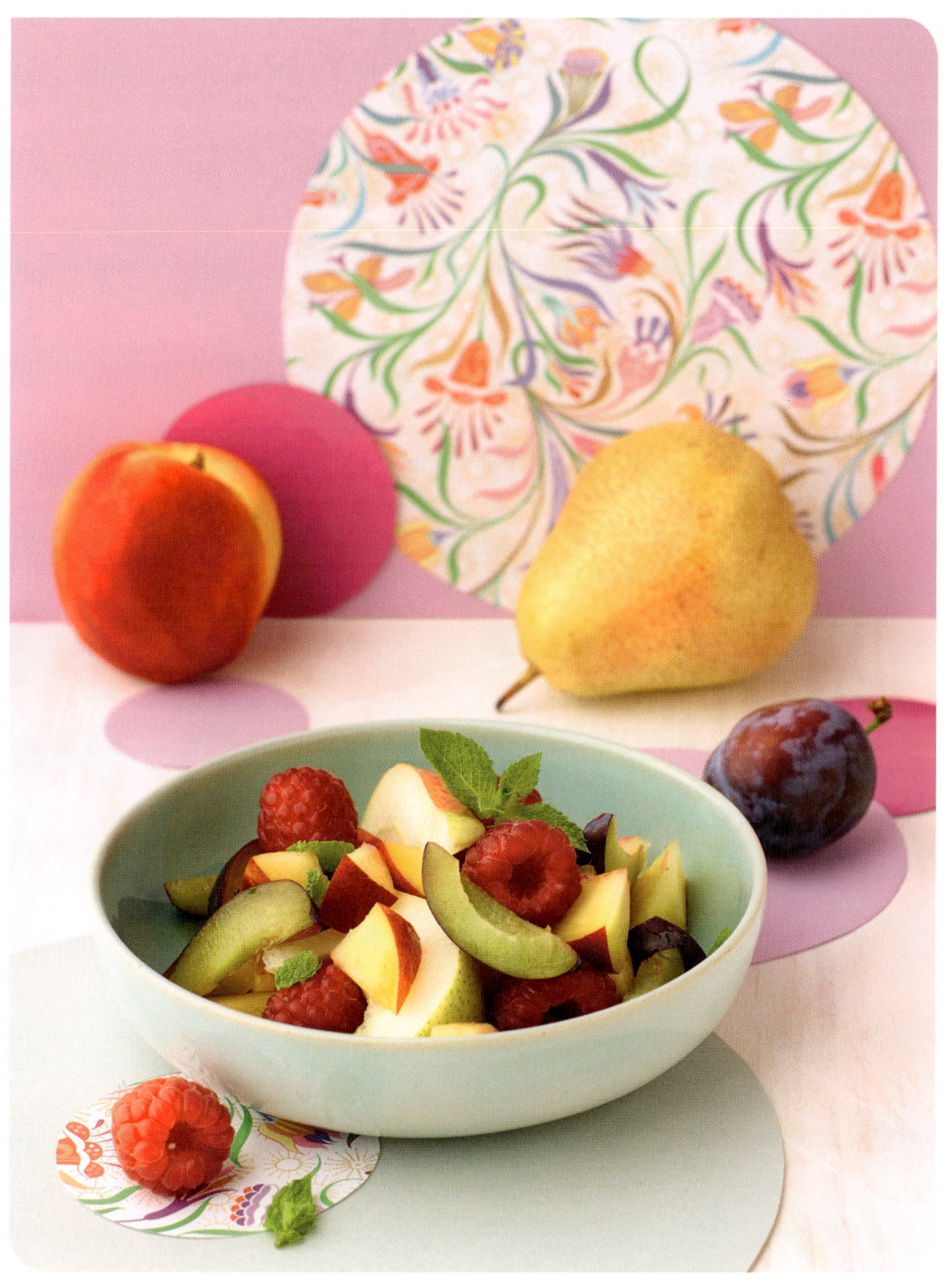

Für den großen Hunger

Basisches Müsli

ganzjährig
2 Portionen • gelingt leicht
⊘ 10–15 Min.

- 1 Apfel
- 2 Bananen
- 1 Birne oder anderes Obst
  der Saison
- 4 TL Chufas Nüssli
- 2 EL Mandelblättchen
- Saft von 1 Zitrone

● Den Apfel reiben. 1 Banane zerdrücken, einen geriebenen Apfel oder anderes Obst dazugeben.

● Die andere Banane in Scheiben schneiden. Die Birne waschen und in kleine Stückchen schneiden. Die Mandelblättchen zusammen mit Chufas Nüssli untermengen. Mit dem Zitronensaft übergießen.

Variante Anstelle der Mandeln können Sie auch 2 TL Mandelmus verwenden. Anstelle der Chufas Nüssli passen auch einige Sonnenblumenkerne oder 2 TL geschrotete Leinsamen. Besonders milde Sprossensorten (z.B. Linsenkeimlinge) schmecken im Müsli ebenfalls hervorragend. Wenn Sie im Sommer basenfasten, gibt es eine Menge herrlicher Beerenfrüchte wie Himbeeren, Erdbeeren, Heidelbeeren, Brombeeren, die sich hervorragend für das basische Müsli eignen.

Tipp Chufas Nüssli (Erdmandelflocken) sind Wurzelknöllchen, die vom Aussehen her an Mandeln erinnern. Sie sind sehr ballaststoffreich und enthalten viel Vitamin E und B-Vitamine. Reformhäuser und auch manche Naturkostläden haben sie vorrätig.

Zwischenmahlzeiten

》 Für die Basenfastenwoche ist es idealer, wenn Sie anstelle von Zwischenmahlzeiten auf Getränke ausweichen. Ihr Säure-Basen-Haushalt erholt sich schneller,
wenn Sie ihm zwischen den Mahlzeiten 3 bis 4 Stunden Pause gönnen. Halten Sie
es trotzdem nicht aus – sind ihre Gelüste, evtl. Ihre süßen Gelüste zu stark? Bevor
Sie jedoch zu einem basischen Snack greifen, halten Sie kurz inne: Trinken Sie erst
etwas – beispielsweise einen Schluck Wasser oder etwas Kräutertee. Meist ist der
Magen damit erst einmal beruhigt und Sie können noch eine oder zwei Stunden
warten, bis Sie etwas essen. Zwischenmahlzeiten sind dann angebracht, wenn Sie
ständig mit einer Unterzuckerung kämpfen, was besonders in den ersten Basenfastentagen ein Thema sein kann.

Snacks für den Vormittag:
- Obst der Saison
- rohes Gemüse, z.B. eine Karotte, einen Kohlrabi
- ein frisch gepresster Saft aus Obst und/oder Gemüse
- basische Snacks wie Mandeln, ungeschwefeltes Trockenobst

Snacks für den Nachmittag:
- Mandeln, Pistazien, Makadamia-Nüsse, Paranüsse, Zedernkerne
- ungeschwefeltes Trockenobst
- gekochte Maronen
- grüne oder schwarze, ungefärbte Oliven

Das Wichtigste auf einen Blick

Frühstück: Ideal ist eine kleine Obstmahlzeit – möglichst roh – oder ein
frisch gepresster Saft.

Mittagessen: ein bunter Rohkostsalat,
auch Gemüse (roh oder gekocht).

Abendessen: eine Gemüsesuppe oder
gekochtes Gemüse.

Zwischenmahlzeiten: falls nötig Mandeln, Trockenfrüchte, Oliven.

Getränke: Trinken Sie 2 bis 3 Liter
pro Tag Quellwasser, warm oder kalt.
Auch stark verdünnte Kräutertees sind
erlaubt.

Darmreinigung: Reinigen Sie den
Darm alle 2 bis 3 Tage mit Glaubersalz,
mit einem Einlauf oder mit Colon-Hydro-Therapie.

Bewegung: Legen Sie sich jeden Tag
ein mindestens 30-minütiges Bewegungsprogramm zurecht: Laufen,
Walken, Schwimmen oder Joggen.

Erholung: Entstressen Sie! Legen Sie
sich abends in die Wanne mit einem
Basenbad, vereinbaren Sie einen Massagetermin, gehen Sie in die Sauna.

Basisches Mittagessen

>> Mittags steht ein knackiger Salat und eventuell ein kleines Gemüsegericht auf dem Programm. Prinzipiell können Sie mittags auch etwas Warmes, das heißt etwas Gekochtes essen – Rezepte hierzu finden Sie im Kapitel Abendessen (Seite 72). Ideal ist es allerdings, einmal am Tag eine Gemüserohkost zu essen – etwa Salat. Da Sie Rohkost nur bis 14 Uhr zu sich nehmen sollten, gehört der tägliche Salat mittags auf den Tisch. Wenn Ihnen ein Salat nicht genügt, essen Sie anschließend noch ein kleines Gemüsegericht – das ist besser als abends zu große Portionen.

Prima zu Sommersalaten

Basilikumdressing

Sommer, Herbst
1 Portion • gelingt leicht
⊘ 5 Min.

10–15 Basilikumblätter • 2 EL kalt gepresstes Olivenöl • Saft von ½ Zitrone • etwas Sesamsalz • etwas frisch gemahlener weißer Pfeffer

● Basilikum waschen und mit dem Wiegemesser sehr fein hacken. Das Öl sowie die jeweiligen übrigen Zutaten dazugeben und vermischen.

Ganzjährig gut

Petersiliendressing

ganzjährig
1 Portion • gelingt leicht
⊘ 5 Min.

1 kleiner Bund Glattpetersilie • 1 kleine Schalotte • 2 EL Sonnenblumenöl • Saft von ½ Zitrone • etwas Sesamsalz • etwas frisch gemahlener schwarzer Pfeffer

● Petersilie waschen, trocken schütteln und mit dem Wiegemesser sehr fein hacken. Die Schalotte abziehen und ganz fein schneiden. Das Öl sowie die jeweiligen übrigen Zutaten dazugeben und vermischen.

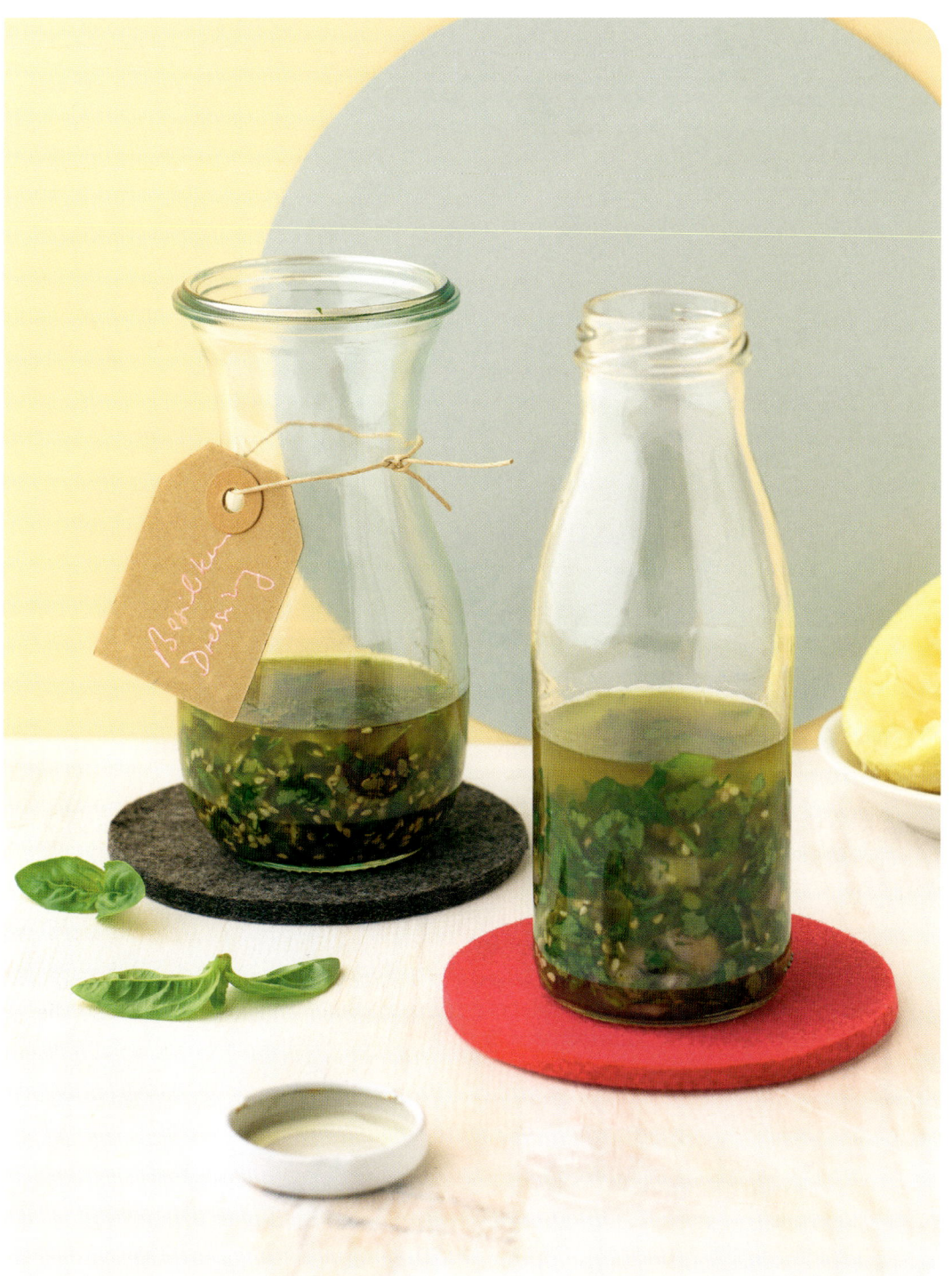

Abendessen

>> Abends gibt es etwas Warmes, beispielsweise eine leckere Gemüsesuppe oder ein Gemüsegericht mit frischen Kräutern. Das Abendessen beim Basenfasten ist ein gekochtes Gericht. Essen Sie abends bitte keine zu großen Portionen – eine Gemüsesuppe reicht im Grunde völlig aus. Sie können auch eines der leckeren Gemüsegerichte zubereiten, grundsätzlich sollte jedoch immer das Mittagessen Ihre Hauptmahlzeit darstellen. Zu große Portionen am Abend belasten Ihre Verdauungsorgane und vermindern die Schlafqualität.

Die isst wirklich jeder gerne

Kartoffelcremesuppe

ganzjährig
2 Portionen • preisgünstig
⊘ 35 Min.

6 große Kartoffeln • 2 mittelgroße Karot-ten • 1 Zwiebel • 2 EL Sonnenblumenöl • 1 l Gemüsebrühe (aus 1 Würfel Gemüse-brühe) • 2 EL Sesamsalz • 1 Prise Muskat • ⅓ Schälchen Kresse

● Die Kartoffeln waschen, schälen und vierteln. Die Karotten mit der Gemüse-bürste unter fließendem Wasser säubern und in Stücke schneiden. Die Zwiebel abziehen, sehr klein schneiden und im Öl mit den Gewürzen glasig dünsten.

● Die Kartoffel- und Karottenstücke dazugeben und mit der Gemüsebrühe ablöschen. 15–20 Min. kochen lassen, anschließend pürieren. Die Kresse abbrausen, mit der Schere abschneiden und über der Suppe verteilen.

Geht ganz schnell

Pellkartoffeln mit Olivencreme

ganzjährig
2 Portionen • gelingt leicht
⊘ 15 Min.

6–8 Pellkartoffeln • 1 Glas Olivencreme (Rapunzel)

● Die Kartoffeln im Gemüsedämpfer garen und danach eventuell pellen. Anschließend die Kartoffeln mit der Olivencreme bestreichen.

Variante Statt Olivencreme passen auch sehr gut Rukolapesto ohne Knoblauch (von Rapunzel) oder eine Avocadocreme. Dazu einfach Avocadofleisch mit einer Gabel zerdrücken und mit Zitronensaft und Kräutersalz würzen.

❖ Pellkartoffeln

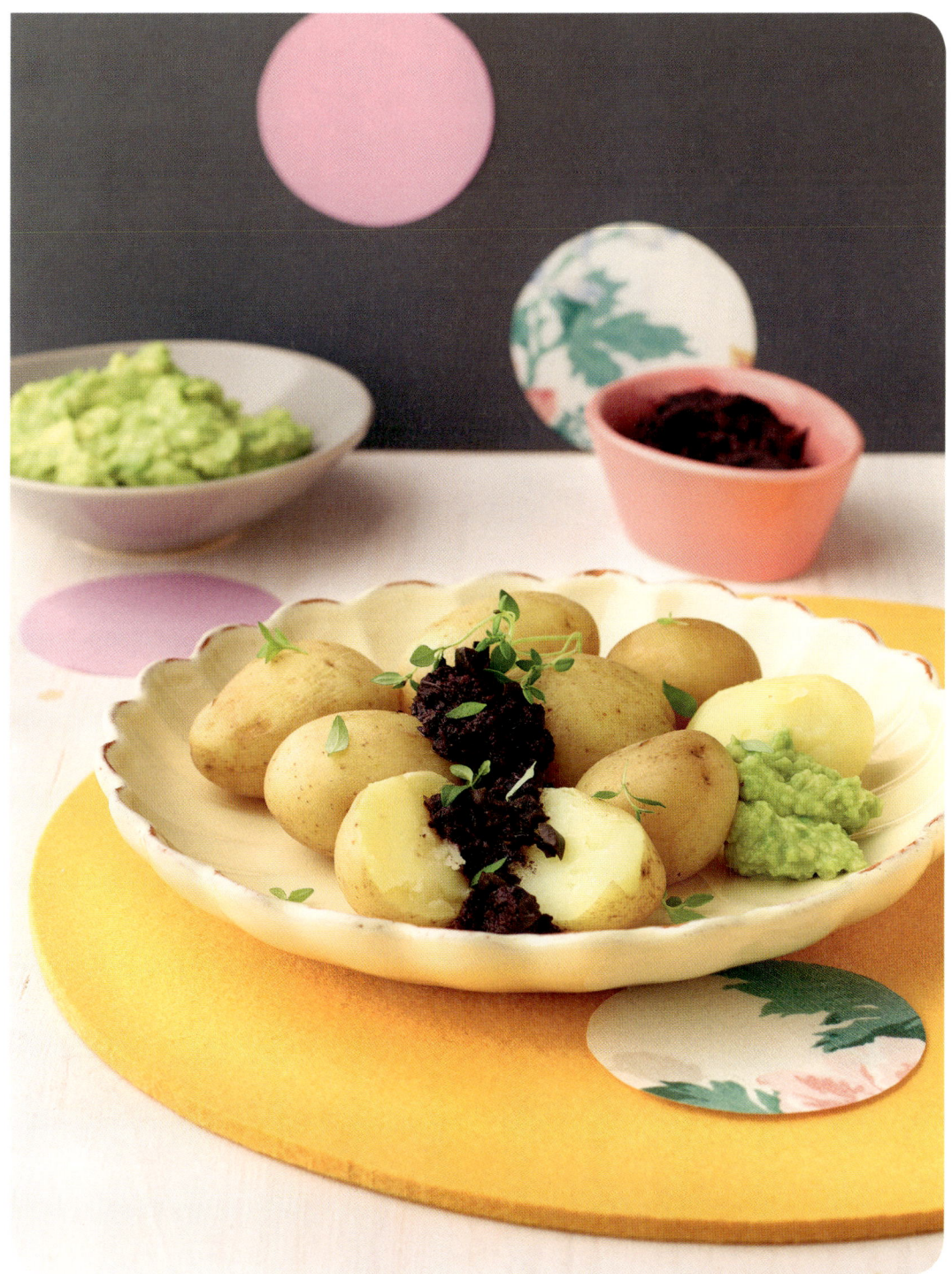

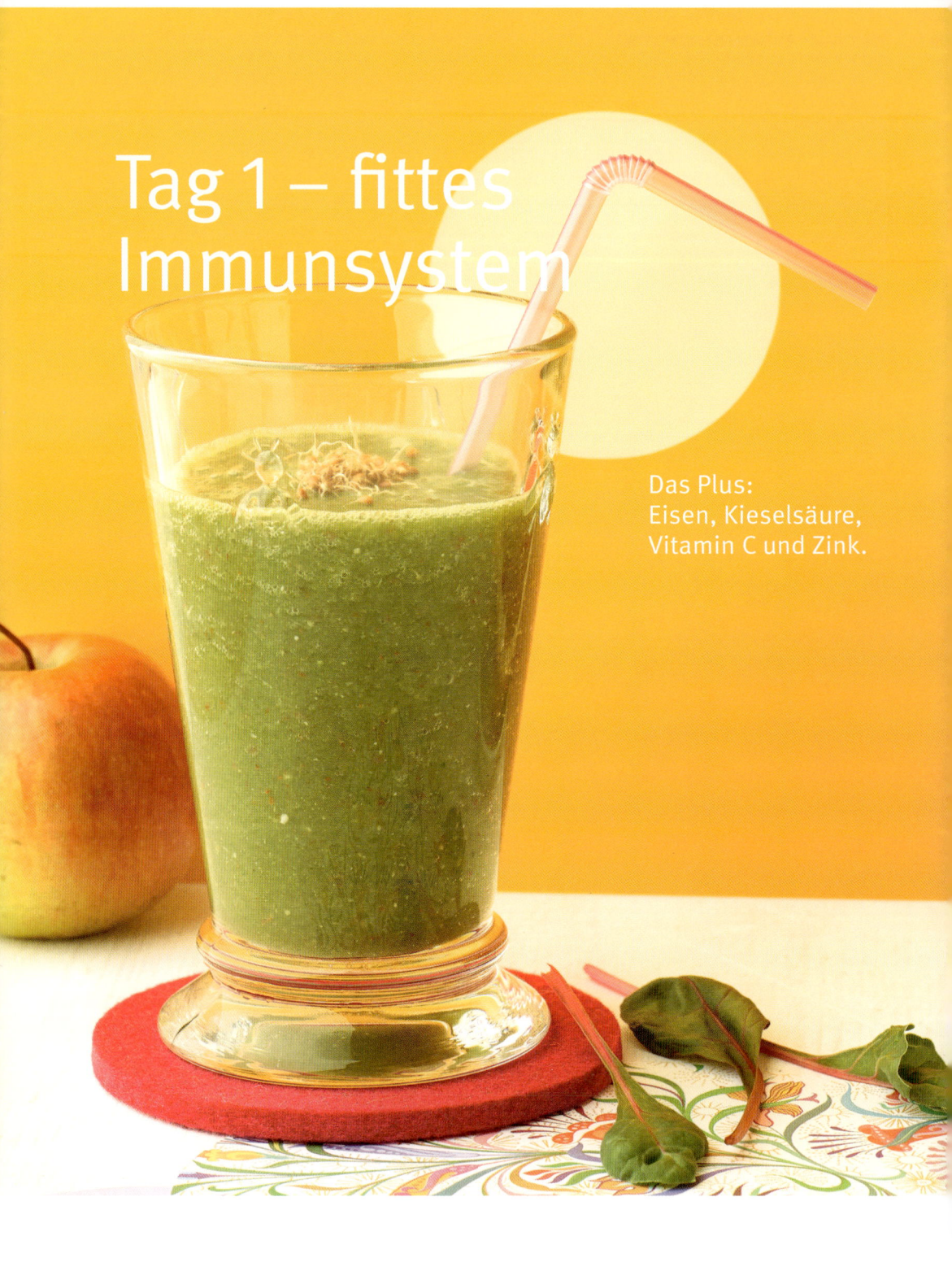

Tag 1 – fittes Immunsystem

Das Plus:
Eisen, Kieselsäure,
Vitamin C und Zink.

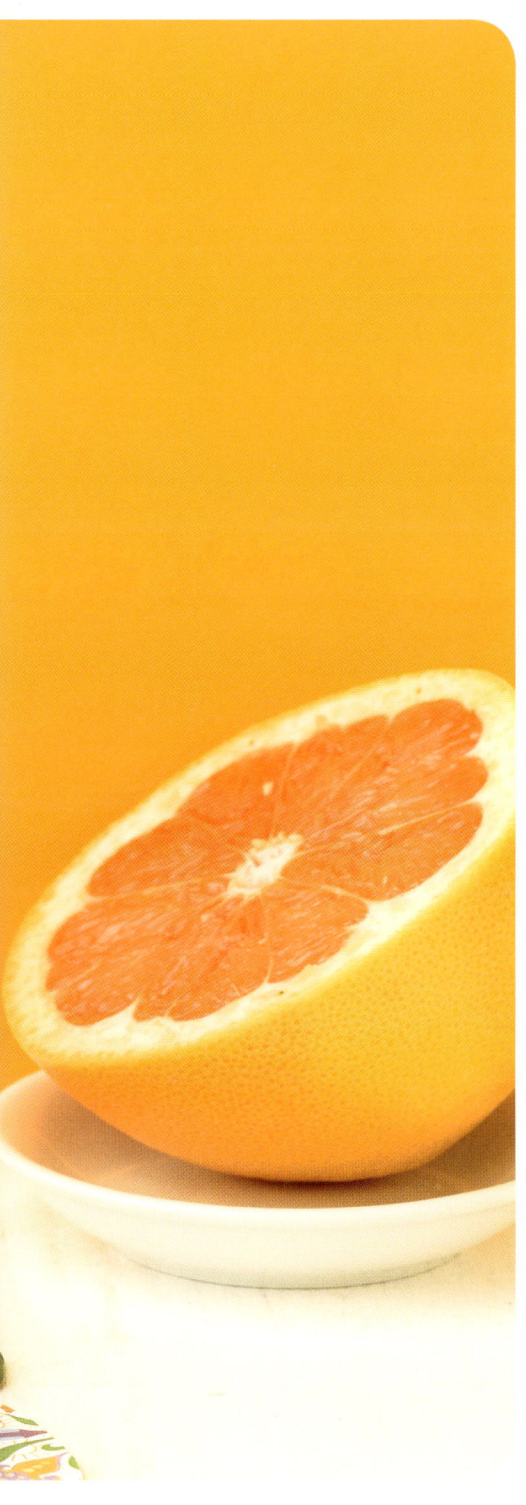

Schüßler-Salze-Kur fürs Immunsystem:

- Schüßler-Salz Nr. 3, Ferrum phosphoricum D 12: morgens und mittags 2 Tabletten
- Schüßler-Salz Nr. 7, Magnesium phosphoricum D 6: morgens und mittags 2 Tabletten
- Schüßler-Salz Nr. 11, Silicea D 12: morgens und abends 2 Tabletten

Einnahmeempfehlung:

Vor den Mahlzeiten im Mund zergehen lassen.

Dauer der Kur:

4 bis 6 Wochen

Sehr kieselsäurehaltig

Frühstück: Mangold-Smoothie

ganzjährig
2 Portionen • gelingt leicht
⏱ 4 Min.

3 Handvoll Mangold • 1 Banane • 1 Grapefruit • 1 Apfel • 100 getrocknete Hirsekeimlinge (Goldkeimlinge) • 200 ml Wasser

● Die Mangoldblätter waschen und abtropfen lassen. Die Banane schälen. Die Grapefruit schälen, entkernen und alles in den Mixer geben.

● Den Apfel waschen, zerkleinern, entkernen und mit den Hirsekeimlingen und dem Wasser hinzufügen und zerkleinern.

Variante Alternativ können Sie anstatt getrocknete Hirsekeimlinge auch Hirsegoldkeimlinge im Glas von Demeter verwenden. Sie sind auch sehr kieselsäurehaltig.

Jede Menge Vitamin C

Frühstück: Jostabeeren-Saft

Sommer
2 Portionen • gelingt leicht
⏱ 4 Min.

1 Schale Jostabeeren • 1 Apfel • 1 Karotte • 1 EL Sonnenblumenkerne

● Die Jostabeeren waschen und abtropfen lassen. Den Apfel waschen und zerkleinern.

● Die Karotte waschen, den Strunk entfernen und in große Stücke schneiden. Alle Zutaten abwechselnd in den Entsafter geben.

Schnelles Mittagessen

Mittags: Pflücksalat mit Hirsekeimlingen

ganzjährig
2 Portionen • gelingt leicht
⏱ 5 Min.

2 Portionen Blattsalat vom Wochenmarkt • Zutaten für das Basilikumdressing (Seite 70) • 2 EL Hirsekeimlinge (auch vorgetrocknete)

● Den Pflücksalat waschen und abtropfen lassen. Das Basilikumdressing zubereiten und unter den Salat mischen. Die Hirsekeimlinge darüber verteilen.

Schöner Wintersalat

Mittags: Navettensalat mit Brokkolikeimlingen

Winter, Frühling
2 Portionen als Vorspeise • geht schnell
⊘ 15 Min.

1 mittelgroßes Navets-Rübchen (Teltower Rübchen) • 2 Hände voll Wildkräuter bzw. Wildkräutersalat • 2 EL Ölsaatenmischung • Zutaten für das Petersiliendressing (Seite 70) • ½ Schälchen Brokkolikeimlinge

● Das Navets-Rübchen schälen und fein raspeln. Die Wildkräuter waschen und abtropfen lassen.

● Petersiliendressing zubereiten, mit der Ölsaatenmischung über die Rübchen und Wildkräuter geben, gut vermischen und die Brokkolikeimlinge darüberstreuen.

Tipp Der Salat schmeckt besonders lecker, wenn Sie ihn einige Stunden durchziehen lassen.

Toller Sattmacher

Mittags: Basisches Tabouleh

Sommer, Herbst
2 Portionen • braucht etwas mehr Zeit
⊘ 15 Min.

2 Bund Glattpetersilie • einige Stängel Minze • 1 Handvoll sehr reife Cocktailtomaten • 1 Frühlingszwiebel • 2 EL Sesamöl • Saft von ½ Zitrone • 1 EL Sesamsalz • etwas frisch gemahlener schwarzer Pfeffer • 3 EL Hirse- oder Quinoakeimlinge (alternativ getrocknet)

● Glattpetersilie und Minze waschen, abtropfen lassen und fein hacken. Die Tomaten waschen, vierteln und zur Seite legen. Die Frühlingszwiebel putzen, waschen, sehr klein hacken und mit Sesamöl, Zitronensaft, Sesamsalz und dem frisch gemahlenen Pfeffer vermischen.

● Die Kräutermischung in eine Schüssel geben, mit den Tomaten vermischen und die Keimlinge zugeben.

Das passt dazu Tabouleh stammt ursprünglich aus dem Libanon und wird dort mit Couscous, also Weizen gemacht. Beim Basenfasten bietet sich ein gekeimtes Getreide an: wie hier Hirse oder Quinoa.

Herzhaft im Winter

Mittags: Kartoffelsalat mit sauren Bohnen

Winter
2 Portionen • braucht etwas mehr Zeit
⊘ 15 Min.

½ Zwiebel • 250 g gegarte saure Bohnen •
Kochwasser von den sauren Bohnen •
1 TL Zitronensaft • ½ TL Meersalz • weißer
Pfeffer • 3 Stiele glatte Petersilie, fein
gehackt • 6 Pellkartoffeln • 3 EL Olivenöl •
5 Cocktailtomaten

● Zwiebel abziehen und würfeln. Einige
Esslöffel Kochflüssigkeit der sauren Bohnen mit Zitronensaft, Salz, Pfeffer und
der fein gehackten Petersilie zu einer
Marinade vermischen.

● Die Kartoffeln schälen, würfeln und
zusammen mit den Bohnen mit der
Marinade übergießen und durchziehen
lassen. Olivenöl zugeben und abschmecken. Mit halbierten Tomaten garnieren.

Tipp Grundrezept für saure Bohnen:
500 g sauren Bohnen abtropfen lassen.
Wenn Sie das Gericht nicht so sauer mögen, spülen Sie die Bohnen im Sieb kurz
kalt ab. 2 Tassen Wasser zum Kochen
bringen und die Bohnen darin 15–20
Min. garen. Milchsauer vergorene Bohnen gibt es abgepackt in 500 g-Beuteln
zu kaufen.

Lecker mediterran

Abends: Auberginengemüse mit Oliven

Sommer, Herbst
2 Portionen • gelingt leicht
⊘ 20 Min.

1 große Aubergine • 1 Handvoll schwarze
Kalamata-Oliven in Öl • 1 kleine Zwiebel •
einige Blätter Glattpetersilie • Kräuter der
Provence oder einige Blättchen Thymian •
2 EL Olivenöl • etwas Meersalz

● Die Aubergine waschen und den
Strunk entfernen. Die Aubergine in etwa
3 cm große Scheiben schneiden. Die
Zwiebel abziehen und sehr fein würfeln.
Die Glattpetersilie waschen und klein
schneiden.

● Das Olivenöl erhitzen und die Zwiebeln darin glasig dünsten. Die Aubergi-
nenstücke dazugeben und kurz dünsten.
Zum Schluss die Oliven und die Glattpetersilie zugeben und mit Salz und
Kräutern der Provence abschmecken.

❯❯ Auberginengemüse mit Oliven

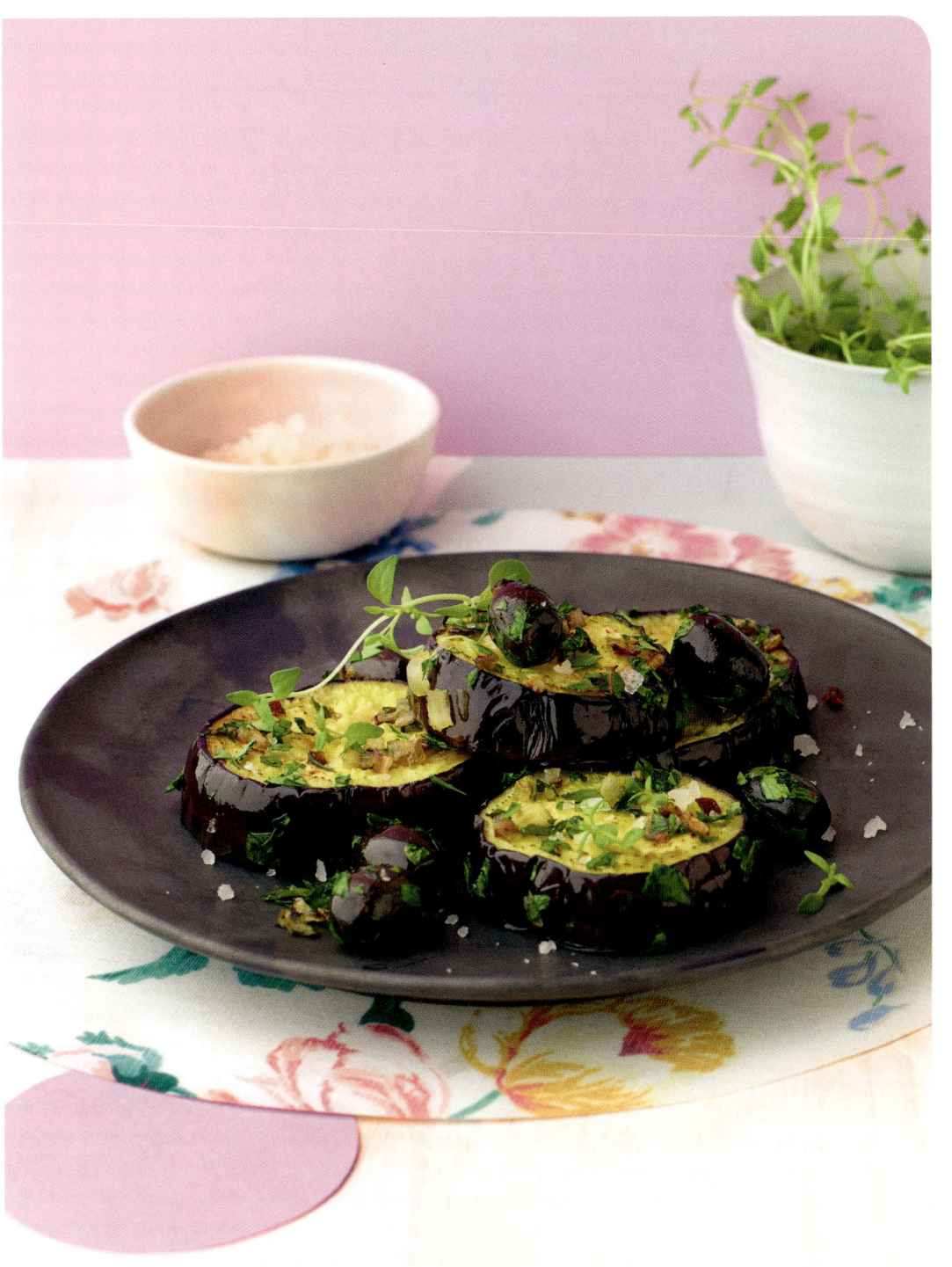

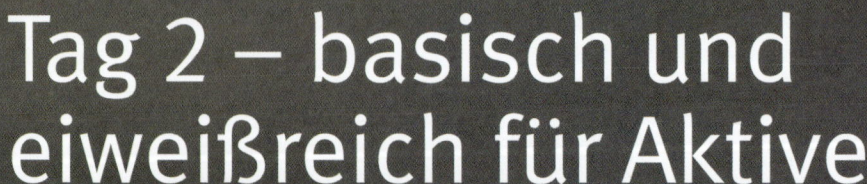

Tag 2 – basisch und eiweißreich für Aktive

Das Plus: Eiweiß und Magnesium.

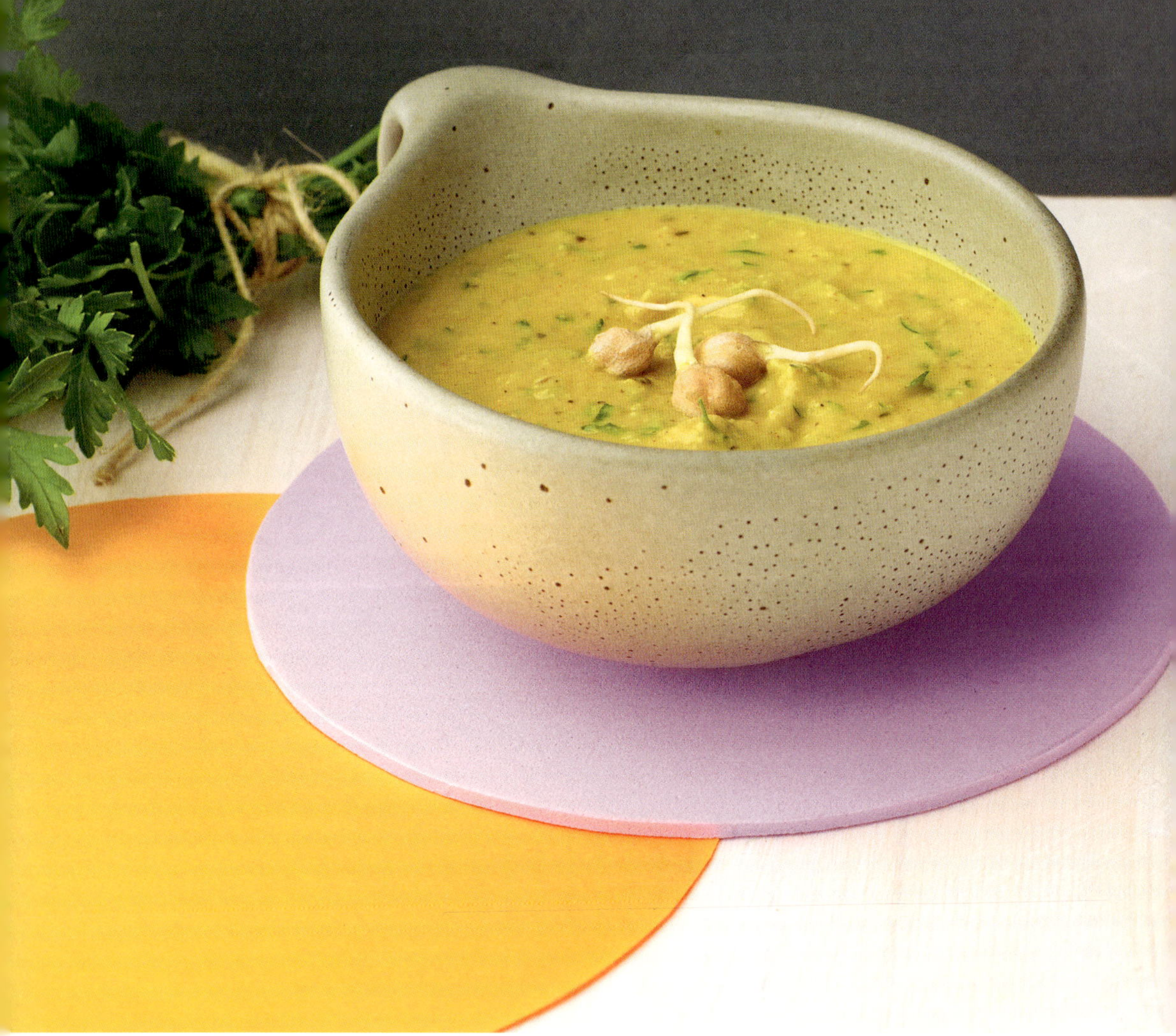

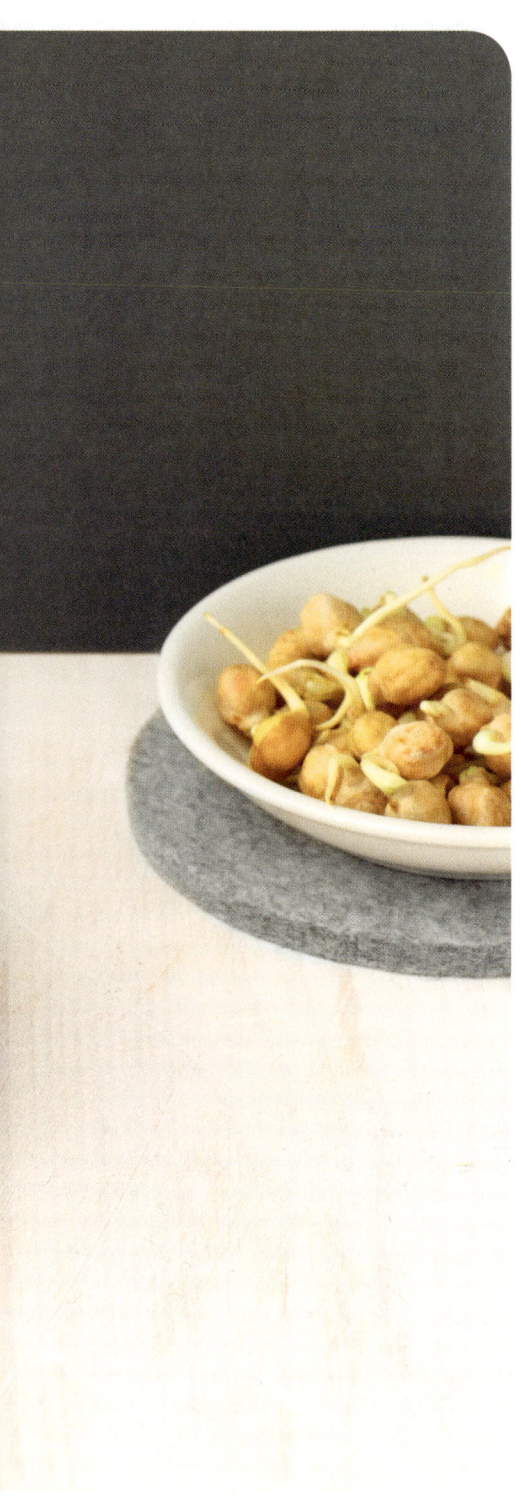

Schüßler-Salze-Kur für eine bessere Eiweißverwertung:

- Schüßler-Salz Nr. 6 D 6, Kalium sulfuricum: mittags und abends 2 Tabletten
- Schüßler-Salz Nr. 10 D 6, Natrium sulfuricum: mittags und abends 2 Tabletten
- Schüßler-Salz Nr. 2 D 6, Calcium phosphoricum: morgens 2 Tabletten

Diese Kur wirkt besonders gut in der Basenfastenzeit, da hier nur pflanzliche Eiweiße verzehrt werden.

Einnahmeempfehlung:
Vor den Mahlzeiten im Mund zergehen lassen.

Dauer der Kur:
ca. 6 Wochen.

Sättigend dank Avocado

Mittags: Avocadosalat

Sommer, Herbst
2 Portionen • braucht etwas mehr Zeit
⊘ 15 Min.

100 g gekeimte Belugalinsen • 2 reife
Avocados • 1 gute Handvoll Steinchampignons • 2 sehr reife Strauchtomaten •
einige Blätter Rukola • 1 Handvoll Basilikumblätter • Olivenöl • etwas Zitronensaft •
etwas Sesamsalz • etwas frisch gemahlener Kubebenpfeffer

● Die Linsen zwei Tage davor als Keimlinge ansetzen. Die Avocados schälen
und entkernen. Das Avocadofrucht-
fleisch in dünne Scheiben schneiden. Die
Steinchampignons falls nötig säubern
und in sehr feine Scheiben schneiden.
Die Tomaten waschen und in sehr kleine
Würfelchen schneiden. Die Rukolablätter
waschen, dritteln und abtropfen lassen.

● Avocadoscheiben, Steinchampignons,
Tomatenwürfel und Rukola in eine
Schale geben, die Basilikumblätter und
die Linsenkeimlinge darüber verteilen.
Öl, Zitronensaft, Linsenkeimlinge und
Gewürze vermischen und über den Salat
geben.

Herzhafter Saft

Frühstück: Kohlrabi-Karotten-Saft

ganzjährig
2 Portionen • geht schnell
⊘ 5 Min.

2 große Kohlrabi • 2 große Karotten • 2 EL
Sesamsaat • 1 EL Sonnenblumenkerne •
1 EL Quinoakeimlinge • 1 EL Leinöl

● Die Kohlrabi und die Karotten unter
fließendem Wasser mit der Gemüsebürste abbürsten und in mittelgroße
Stücke schneiden, sodass sie in den
Entsafter passen.

● Die Samen und die Gemüsestücke in
den Entsafter geben und anschließend
das Leinöl unter den Saft mischen.

Tipp Verwenden Sie Gemüse aus biolo-
gischem oder biologisch-dynamischem
Anbau – so können Sie die wertvollen
Vitalstoffe der Schale mittrinken.

Eine tolle Mischung
Frühstück: Kresse-Hanfsamen-Smoothie

ganzjährig
2 Portionen • exotische Zutaten
⊘ 5 Min.

3 Stängel Staudensellerie • 1 reife Banane • 1 kleine Orange • ½ Schale Gartenkresse • 2 EL Hanfsamen • 4 EL Linsenkeimlinge • 200 ml Wasser

● Die Selleriestauden waschen und in den Mixer geben. Banane und Orange schälen. Sollten Kerne in der Orange sein, diese entfernen.

● Die Banane mit der Gartenkresse, den Hanfsamen, der geschälten Orange, den Linsenkeimlingen und dem Wasser in den Mixer geben und zerkleinern.

Enthält pro Portion 40 g Eiweiß
Mittags/abends: Basischer Hummus

ganzjährig
2 Portionen • braucht etwas mehr Zeit
⊘ 20 Min.

400 g Kichererbsenkeimlinge • 2 Stängel Glattpetersilie • 2 EL Tahin (Sesampaste) • Saft von 2 Zitronen • 1 EL Olivenöl • etwas gemahlener Galgant • etwas gemahlenes Curcuma • etwas Paprikapulver • etwas frisch gemahlener schwarzer Pfeffer

● Die Kichererbsenkeimlinge mit kochendem Wasser übergießen und 3 Minuten stehen lassen.

● Die Glattpetersilie waschen, abtropfen lassen und klein hacken. Zerkleinerte Petersilie mit den übrigen Zutaten vermixen. Die Kichererbsen zugeben, mixen und mit dem Tahin und den Gewürzen gut vermischen.

Das passt dazu Hummus können Sie gut auf Vorrat zubereiten, weil es durchgezogen am besten schmeckt. Zu Hummus passt ein knackiger Salat.

Tipp Hummus enthält so viel Eiweiß wie 200 g Putenfleisch und ist dazu fast purinfrei, da das Spülwasser der Keimlinge abgeschüttet wird! Wichtig: Die Keimlinge (Seite 59) 3 Tage vorher ansetzen.

Gegen freie Radikale

Abends: Kräuterseit-linge mit Brokkoli

Herbst, Winter, Frühling
2 Portionen • gelingt leicht
⊘ 15 Min.

3 mittelgroße Kräuterseitlinge • 1 großer Brokkoli • einige Stängel Glattpetersilie • ½ Schalotte • ½ Gemüsebrühwürfel • 2 EL Sonnenblumenöl

● Die Kräuterseitlinge in dünne Scheiben schneiden. Den Brokkoli waschen und die Röschen klein zupfen. Die Glattpetersilie waschen, abtropfen lassen und klein schneiden. Die halbe Schalotte abziehen, in kleine Würfelchen schneiden und im Sonnenblumenöl glasig werden lassen. Die Brokkoliröschen und die Kräuterseitlinge dazugeben und kurz andünsten.

● Den halben Gemüsebrühwürfel in etwa ⅛ Liter Wasser auflösen und dazugeben. Wenige Minuten weiterdünsten lassen und vom Herd nehmen, solange die Brokkoliröschen noch grün und al dente sind.

Tipp Wenn Sie die Kräuterseitlinge wie beschrieben verarbeiten, benötigen Sie außer dem halben Gemüsebrühwürfel keine weiteren Gewürze – noch nicht einmal Salz. Der Geschmack ist perfekt!

Einfach, aber lecker

Abends: Kartoffel-spätzle

ganzjährig
2 Portionen • preisgünstig
⊘ 20 Min.

6 mittelgroße festkochende Kartoffeln • etwas Sesamsalz • etwas Muskat

● Die Kartoffeln waschen und im Gemüsedämpfer garen. Kartoffeln anschließend pellen und durch die Spätzlepresse drücken.

● Mit etwas Sesamsalz und Muskat würzen und servieren.

Das passt dazu Im Grunde passt zu den Kartoffelspätzle jedes Gemüse.

❥ Kräuterseitlinge mit Brokkoli plus Kartoffelspätzle

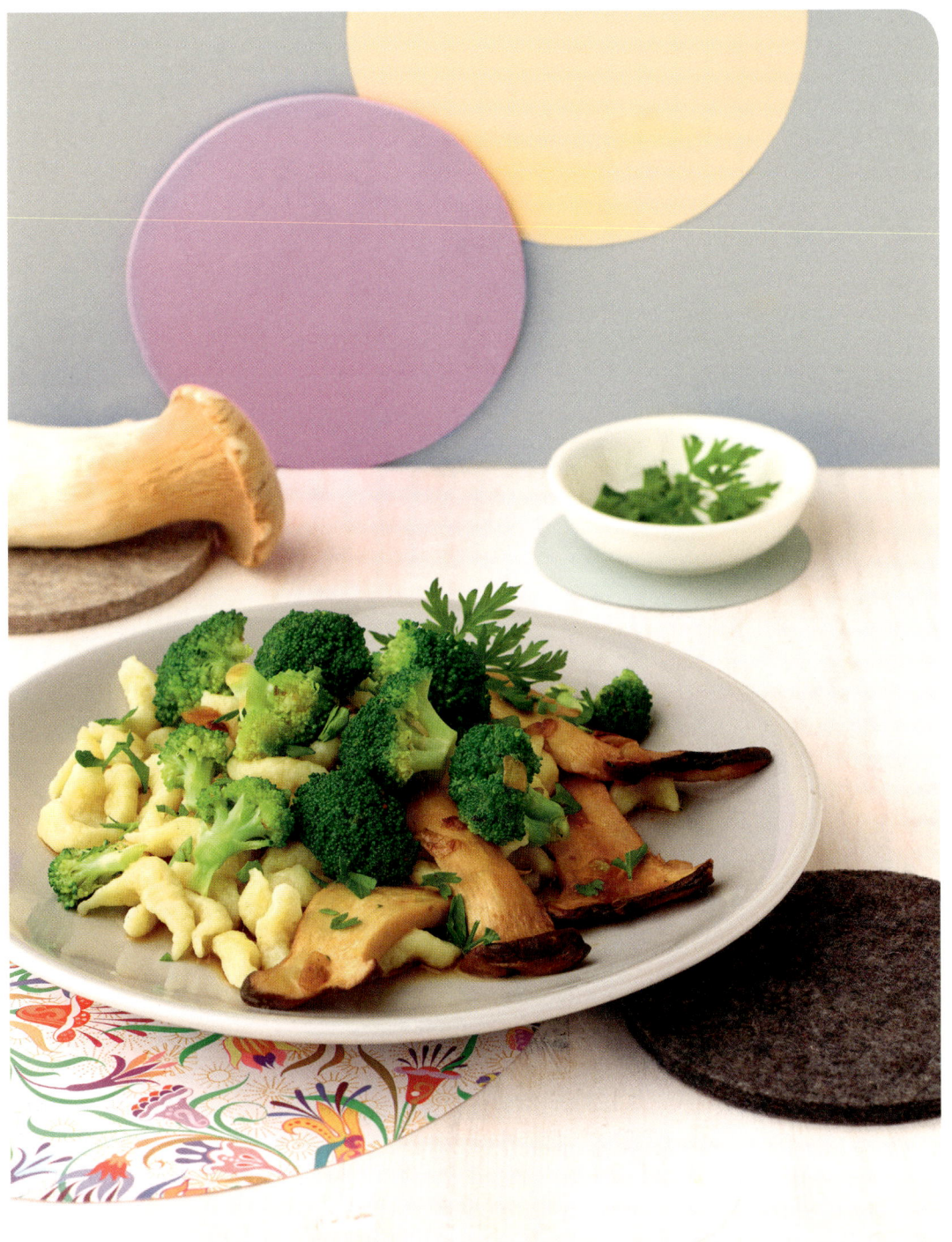

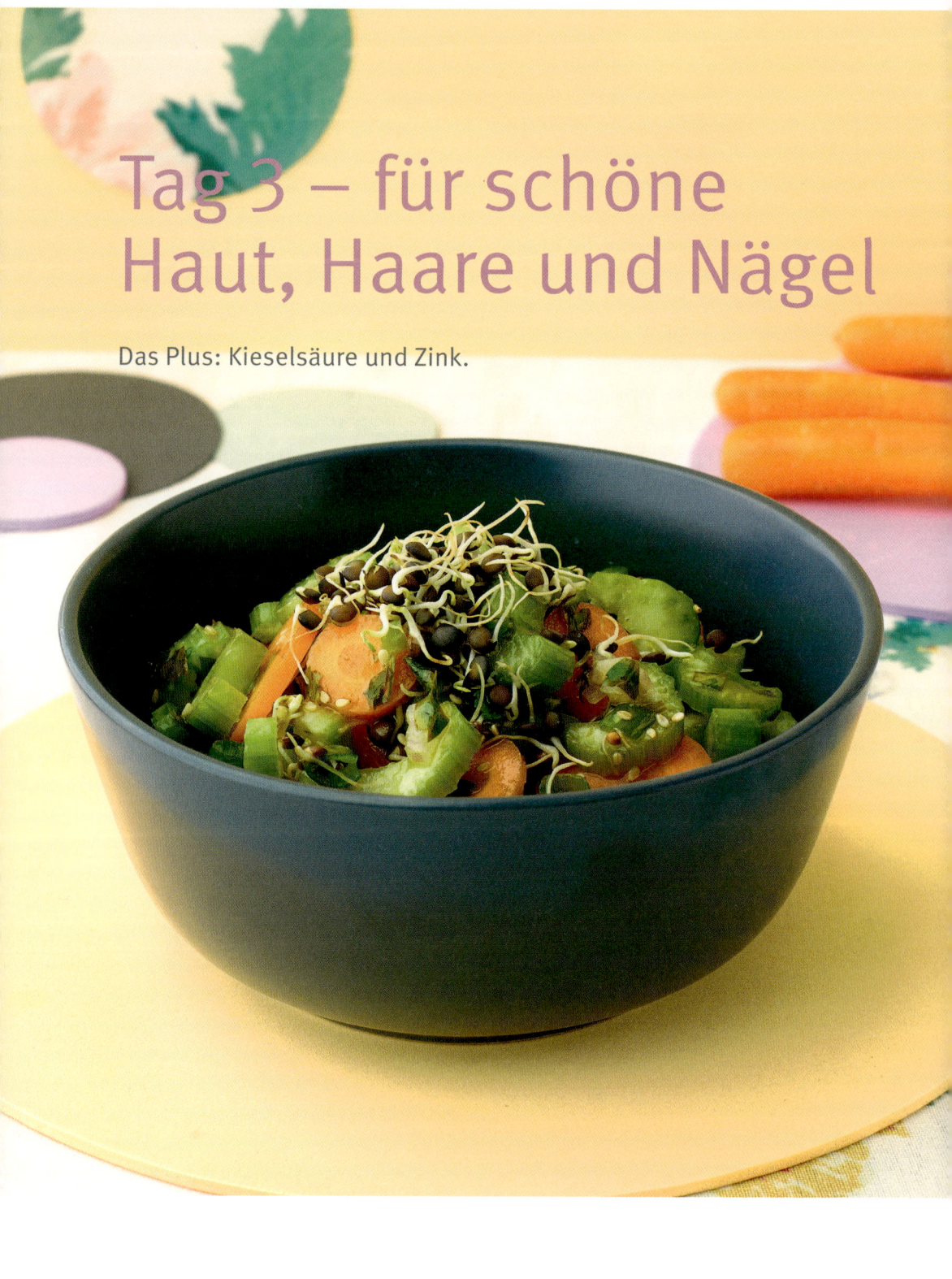

Tag 3 – für schöne Haut, Haare und Nägel

Das Plus: Kieselsäure und Zink.

Schüßler-Salze-Kur für eine schöne Haut:

- Schüßler-Salz Nr. 1, Calcium fluoratum D 12: morgens vor dem Frühstück 2 Tabletten
- Schüßler-Salz Nr. 11, Silicea D 12: vor dem Abendessen 2 Tabletten

Einnahmeempfehlung:

Vor den Mahlzeiten im Mund zergehen lassen.

Dauer der Kur:

8 bis 12 Wochen

Cremig dank Avocado

Frühstück: Avocado-Smoothie

ganzjährig
2 Portionen • geht schnell
⊘ 4 Min.

2 reife Avocados • 1 Orange • 1 Apfel • 1 EL Sesamsaat • 200 ml Wasser • 5 EL Quinoakeimlinge (selbst gezogen, getrocknet oder vorgekeimt aus dem Bioladen)

● Die Avocados und die Orange schälen, entkernen und in den Mixer geben.

● Den Apfel waschen, zerkleinern, entkernen und mit dem Sesam, dem Wasser und den Quinoakeimlingen dazugeben und alles zerkleinern.

Variante Alternativ können Sie anstatt getrockneter Quinoakeimlinge auch Hirsegoldkeimlinge im Glas von Demeter verwenden. Sie sind auch sehr kieselsäurehaltig.

Einfach köstlich

Frühstück: Mango-Himbeer-Traum

Sommer
2 Portionen • geht schnell
⊘ 5 Min.

2 sehr reife Flugmangos • 1 Schale reife Himbeeren • 3–5 Blättchen frische Zitronenmelisse

● Die Mangos schälen und über der Schüssel in kleine Stücke schneiden, damit der Saft nicht verloren geht.

● Die Himbeeren und die Zitronenmelisseblätter waschen und über den Mangostücken verteilen.

Variante Für dieses Rezept habe ich die Mangosorte »Amelie« verwendet – eine sehr reife, kurzfaserige, biologisch-dynamische Flugmango. Flugobst wird im Flugzeug angeliefert, hat also einen kürzeren Reiseweg und kann entsprechend reif geerntet werden. Sie können natürlich auch Ware kaufen, die auf dem Schiffsweg eingeführt wurde – achten Sie dann bitte darauf, dass sie reif ist.

Schöner Frühlingssalat

Mittags: Bleichselleriesalat mit Kräutern

Frühling
2 Portionen • preisgünstig
⊘ 10 Min.

1 Staude Bleichsellerie • 1 Frühlingszwiebel • 1 mittelgroße Karotte • 1 Handvoll Keimlinge (Quinoa, Kichererbsen oder Linsen) • Zutaten für das Petersiliendressing (Seite 70)

● Bleichsellerie waschen und in feine Scheiben schneiden. Frühlingszwiebel waschen, putzen und fein schneiden.

● Die Karotte unter fließendem Wasser mit der Gemüsebürste abbürsten und in sehr feine Scheiben schneiden. Die Keimlinge darübergeben. Alles mit dem Petersiliendressing vermischen.

Mit reichlich Kieselsäure

Abends: Lauchgemüse mit Karotten

ganzjährig
2 Portionen • preisgünstig
⊘ 20 Min.

2 Stangen Lauch • 2 große Karotten • 3 EL Hirsekeimlinge (Goldkeimlinge, wahlweise Quinoakeimlinge) • 2 EL Sesamöl • etwas Kräutersalz • weißer Pfeffer • 1 Prise Koriander • ½ Handvoll frische Kresse (im Frühling: Brunnenkresse)

● Den Lauch waschen und die äußeren Blätter entfernen. Anschließend den Lauch in dünne Streifen schneiden. Die Karotten unter fließendem Wasser mit der Gemüsebürste säubern und in kleine Stifte schneiden. Beide Gemüse zusammen im Gemüsedämpfer wenige Minuten garen.

● Die Hirsekeimlinge mit dem frisch gegarten Gemüse in unerhitztem Sesamöl wälzen mit den Gewürzen und den frischen Kräutern abschmecken.

Kieselsäurehaltige Keimlinge

Frische oder getrocknete Hirsekeimlinge, Braunhirsekeimlinge, frische oder auch getrocknete Quinoakeimlinge sind aufgrund des hohen Kieselsäureanteils für Ihren Basenfasten-Schönheitstag geeignet. Es lohnt sich, diese Keimlinge selbst zu ziehen, denn sie sorgen durch ihren Kieselsäurengehalt für eine schöne Haut, kräftige Haare, Nägel und für ein straffes Bindegewebe.

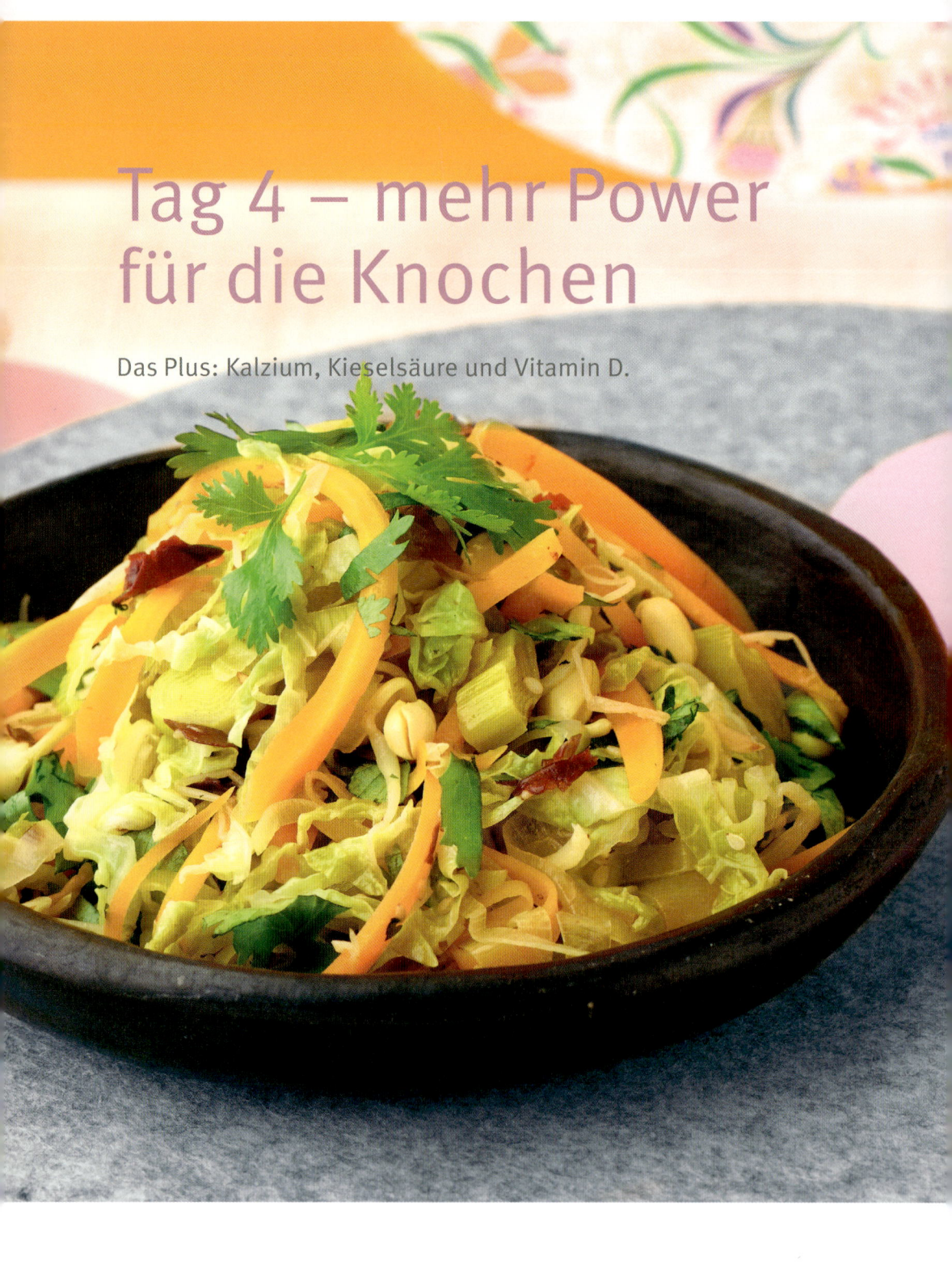

Tag 4 – mehr Power für die Knochen

Das Plus: Kalzium, Kieselsäure und Vitamin D.

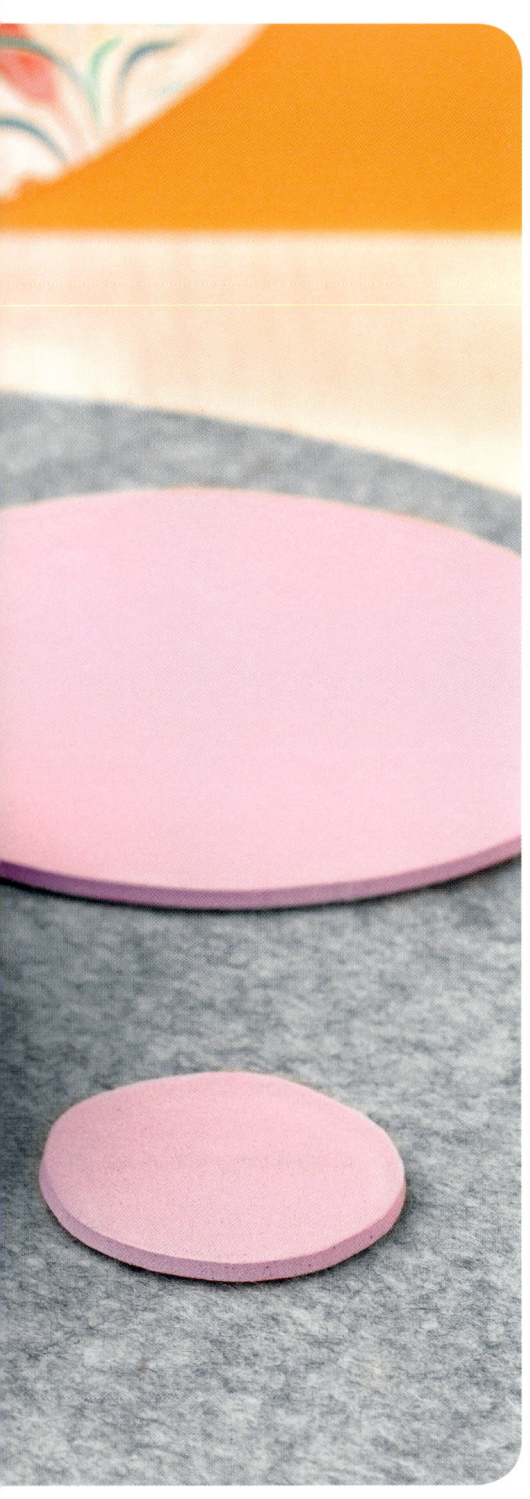

Schüßler-Salze-Kur für starke Knochen:

- Schüßler-Salz Nr. 1, Calcium fluoratum D 12: morgens 2 Tabletten
- Schüßler-Salz Nr. 11, Silicea D 12: morgens 2 Tabletten
- Schüßler-Salz Nr. 2, Calcium phosphoricum D 6: abends 2 Tabletten

Einnahmeempfehlung:

Die Tabletten jeweils vor den Mahlzeiten im Mund zergehen lassen.

Dauer der Kur:

ca. 3 Monate.

Mit Frischekick

Frühstück: Löwen-zahn-Smoothie

Frühling
2 Portionen • geht schnell
⊘ 5 Min.

2 Handvoll Löwenzahn • 1 reife Banane •
1 reife Avocado • ½ Schale Gartenkresse •
2 EL Erdmandelflocken • 2 EL Sesamsamen • Saft von 2 Mandarinen • 200 ml
Wasser

● Den Löwenzahn waschen und in den
Mixer geben. Die Banane schälen, die
Avocado schälen, entkernen und in den
Mixer geben.

● Die Gartenkresse zusammen mit den
Erdmandelflocken, dem Sesam, dem
Mandarinensaft und dem Wasser in den
Mixer geben und alles zerkleinern.

Variante Verwenden Sie außerhalb der
Saison Mangold oder Spinat.

Herzhafter Drink

Frühstück: Brunnen-kresse-Smoothie

Frühling
2 Portionen • gelingt leicht
⊘ 10 Min.

3 Hände voll Brunnenkresse (alternativ
Feldsalat, Mangold oder Spinat) • 1 reife
Banane • 1 reife Avocado • 2 EL Erdmandelflocken • 2 EL Sesamsaat • Saft von
1 Zitrone • 200 ml Wasser

● Die Brunnenkresse waschen, abtropfen lassen und in den Mixer geben. Die
Banane schälen.

● Die Avocado schälen, entkernen und
zugeben. Die Erdmandelflocken, den Sesam, den Zitronensaft und das Wasser in
den Mixer geben und alles zerkleinern.

Feine Kombination

Mittags: Rukolasalat mit Mandeln

Sommer, Herbst
2 Portionen • gelingt leicht
⊘ 15 Min.

3 Hände voll Rukolablätter • 1 mittelgroße Karotte • 3 EL gehackte Mandeln • 2 EL Ölsaatenmischung • Zutaten für das Petersiliendressing (Seite 70) • ½ Schale Gartenkresse

● Die Rukolablätter waschen und abtropfen lassen. Die Karotte mit der Gemüsebürste unter fließendem Wasser putzen, auf dem Gemüsehobel mittelfein raspeln und mit den Rukolablättern und den Mandeln vermengen.

● Das Petersiliendressing dazugeben und untermischen. Die Gartenkresse darüber streuen.

Kalzium pur

Abends: Sesam- gemüse aus dem Wok

ganzjährig
2 Portionen • exotische Zutaten
⊘ 15 Min.

1 große Karotte • 2 Wirsingblätter • 1 große Stange Lauch • 2 EL Sesamöl • 3 EL Sojabohnenkeimlinge (frisch oder aus dem Glas) • 1 Blatt Norialgen • 1 TL Tahin • 2 EL Sesamsaat • etwas frisches Koriandergrün

● Die Karotte mit der Gemüsebürste unter fließendem Wasser bürsten. Die Wirsingblätter waschen. Den Lauch waschen, putzen und in sehr dünne Streifen schneiden. Das Sesamöl im Wok erhitzen und das Gemüse unter ständigem Rühren andünsten. Die Sojabohnenkeimlinge und 2 EL Wasser dazugeben.

● Das Norialgen-Blatt in dünne Streifen schneiden und zusammen mit dem Tahin, der Sesamsaat und dem Koriandergrün in den Wok geben. Alles gut durchmischen und abschmecken. Falls die Mischung zu fad schmeckt, können Sie noch etwas Norialgen dazugeben.

Mit extra viel Kalzium

Mittags/abends: Spaghettikürbis

Herbst, Winter
2 Portionen • braucht etwas mehr Zeit
⏱ 50 Min.

1 mittelgroßer Spaghettikürbis • 3 EL Tahin • 2 EL Zitronensaft • 1 Msp. Cayennepfeffer • 1 Msp. schwarzer Pfeffer • 1 TL schwarzer Sesam • 2 EL Sonnenblumenöl • 4 EL Gemüsebrühe • 1 EL Kürbiskerne • ½ Bund Schnittlauch

● Den Kürbis in reichlich Wasser ca. 30 Minuten kochen (er muss sich leicht mit einer Gabel einstechen lassen). Tahin mit dem Zitronensaft, den Gewürzen und dem Öl in einer Schüssel gut verrühren.

● Den gegarten Kürbis der Länge nach halbieren, Samen und lose Fäden mit einem Löffel entfernen. Mit einer Gabel die »Spaghetti« herausschaben und in eine flache Schüssel häufen.

● Die Gemüsebrühe in einem kleinen Topf erhitzen, zu der Tahin-Sauce geben, über die »Spaghetti« gießen und vermischen. Kürbiskerne in einer trockenen Pfanne anrösten und mit dem feingehackten Schnittlauch über die »Spaghetti« streuen.

Viel Vitamin C und Eisen

Mittags/abends: Paprika-Oliven-Gemüse

Sommer, Herbst
2 Portionen • gelingt leicht
⏱ 15 Min.

je 1 rote, grüne und orange oder gelbe Paprikaschote • 2 EL Olivenöl • etwas Kräutersalz • 1 Prise schwarzer Pfeffer • 1 Handvoll schwarze Oliven • 1 Handvoll Glattpetersilie, gehackt

● Die Paprika waschen, den Strunk herausschneiden und die Paprika in dünne Streifen schneiden.

● Das Olivenöl erhitzen, die Paprikastreifen darin vorsichtig andünsten und die Gewürze zugeben. Die schwarzen Oliven und die Glattpetersilie gegen Ende der Garzeit dazugeben und untermischen.

Tipp Schwarze Oliven sollten ihre Färbung nicht durch Zugabe von Eisenglukonat erhalten haben (steht auf der Zutatenliste) – dies kann bei empfindlichen Menschen zu Magenproblemen bis hin zu Verdauungsstörungen führen.

◆ Paprika-Oliven-Gemüse

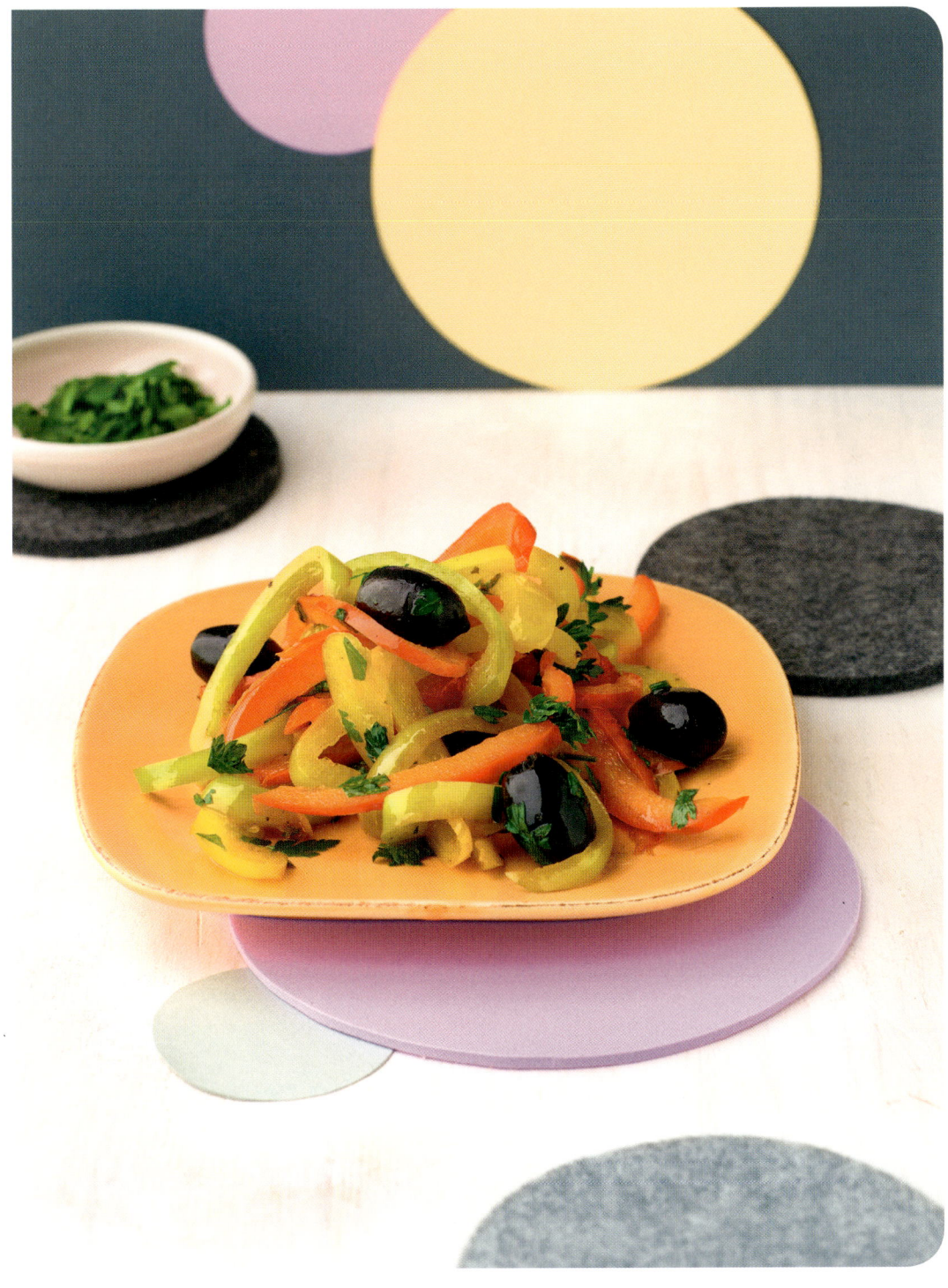

Tag 5 – Erholung für Magen und Darm

Das Plus: Mit Curcuma, Galgant und besonders allergenarm.

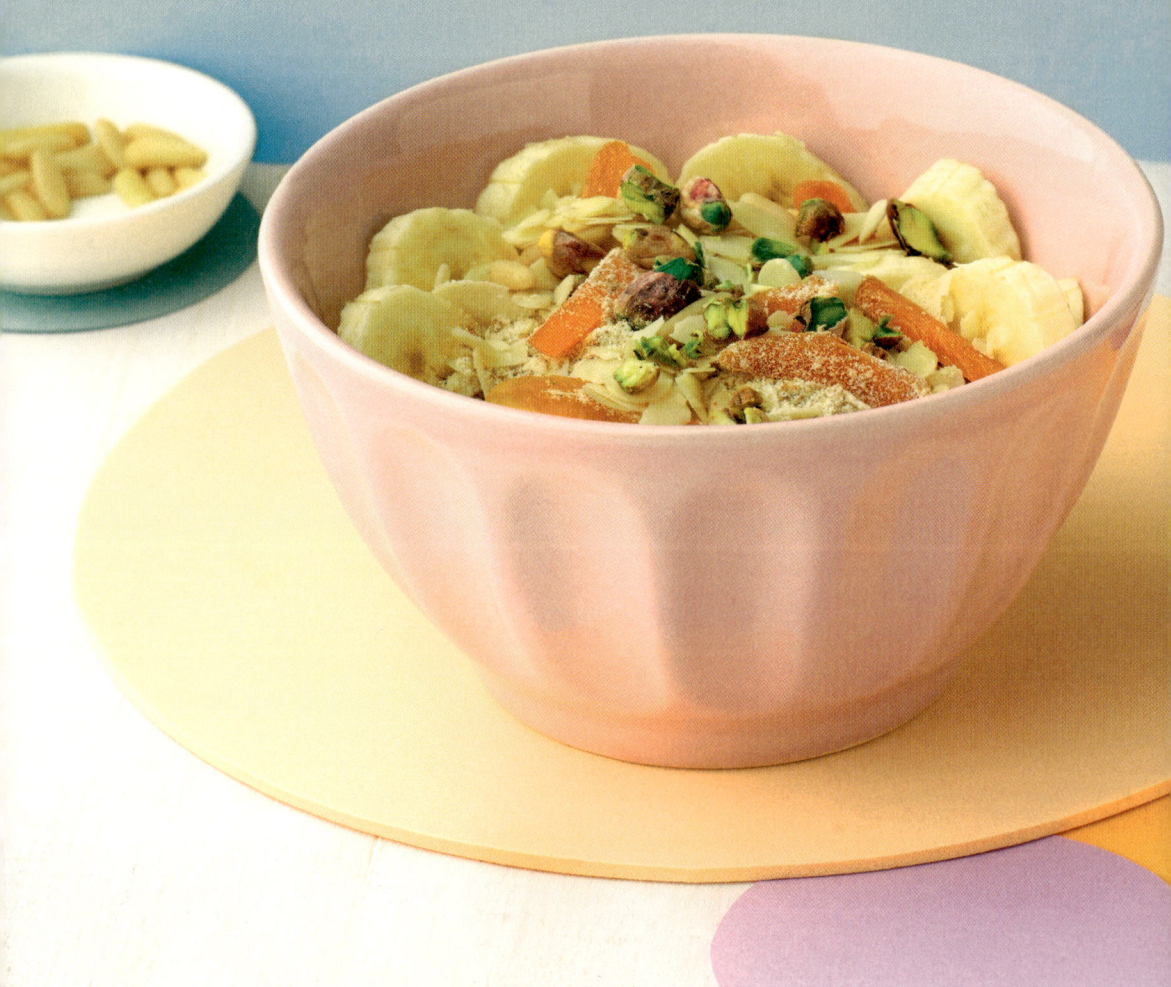

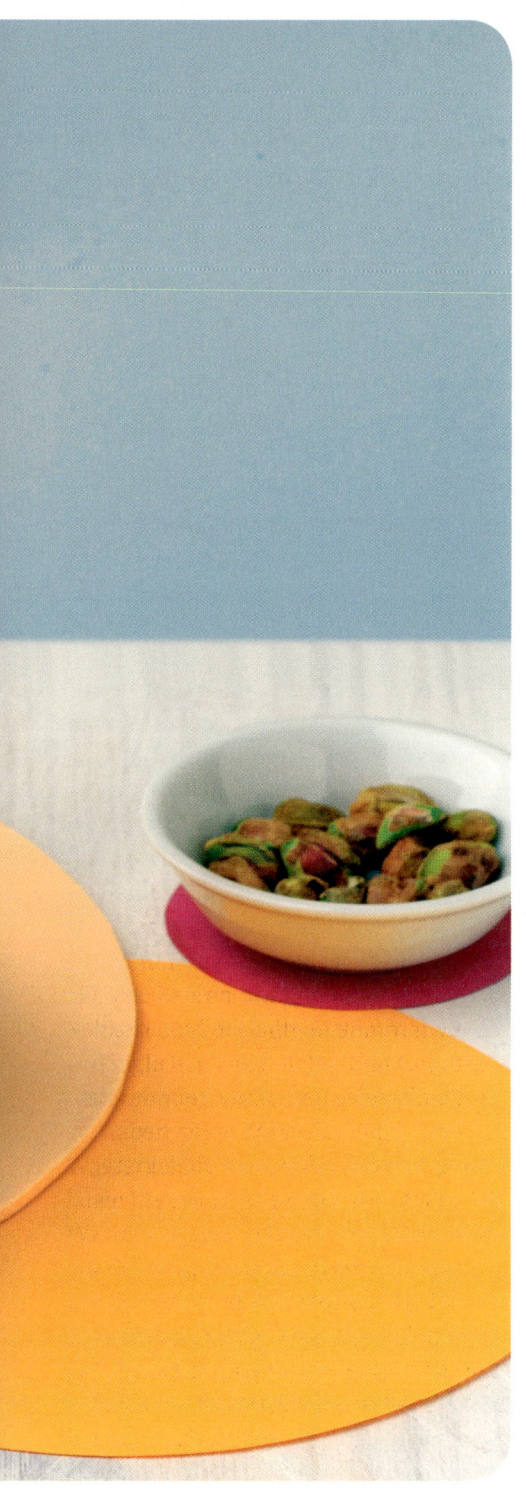

Schüßler-Salze-Kur für den Darm:

- Schüßler-Salz Nr. 5, Kalium phosphoricum D 6: 2 Tabletten vor dem Frühstück
- Schüßler-Salz Nr. 8, Natrium chloratum D 6: mittags 2 Tabletten
- Schüßler-Salz Nr. 10, Natrium sulfuricum D 6: mittags und abends 2 Tabletten

Einnahmeempfehlung:

Vor den Mahlzeiten im Mund zergehen lassen.

Dauer der Kur:

2 bis 3 Monate – wichtig: Anschließend unbedingt basenreich essen!

Erfrischend

Frühstück: Apfel-Zitronenmelisse-Saft

ganzjährig
2 Portionen • preisgünstig
⊘ 5 Min.

6 knackige Äpfel • 2 Handvoll frische Zitronenmelisse (2 Blättchen zur Verzierung zurückbehalten) • 2 EL Erdmandelflocken

● Die Äpfel waschen und mit dem Apfelschneider in Achtel teilen. Zuerst die Zitronenmelisseblätter, dann die Apfelstücke in den Entsafter geben und auspressen.

● Zuletzt die Erdmandelflocken untermischen. Mit einigen Zitronemelisseblättern verziert servieren.

Tipp Wenn Sie Äpfel aus biologischem Anbau verwenden, brauchen Sie sie nicht zu schälen. Äpfel wirken entzündungshemmend – die Erdmandelflocken verdauungsfördernd. Bei Fruktoseintoleranz bitte lieber das basische Müsli wählen!

Bauchschonende Alternative

Frühstück: Müsli bei Fruktoseintoleranz

ganzjährig
2 Portionen • gut vorzubereiten
⊘ 10–15 Min.

2 Bananen • 10 getrocknete Aprikosen (im Sommer auch frische) • 2 EL gehackte Mandeln, Pistazien oder Zedernüsse • 4 TL Chufas Nüssli • Saft von 1 Zitrone oder 1 Mandarine

● Eine Banane mit der Gabel zerdrücken. Die andere Banane in Scheiben und die Aprikosen klein schneiden.

● Mandeln, Pistazien oder Zedernnüsse zusammen mit Chufas Nüssli untermengen. Mit dem Zitronen- oder Mandarinensaft übergießen.

Variante Anstelle der Mandeln können Sie auch 2 TL Mandelmus verwenden. Anstelle der Chufas Nüssli passen auch Sonnenblumenkerne, Blütenpollen oder 2 TL geschrotete Leinsamen. Besonders milde Sprossensorten, wie etwa Linsenkeimlinge, schmecken im Müsli ebenfalls hervorragend.

Tipp Wenn Sie gar kein Obst am Morgen vertragen, können Sie auch eine Gemüsebrühe oder eine Misosuppe essen. Wenn Sie Obst nur gedünstet vertragen, erwärmen Sie Ihr morgendliches Müsli kurz im Backofen.

Cremiges Süppchen

Mittags/abends: Navet-Cremesuppe

Herbst bis Frühling
2 Portionen • gut vorzubereiten
⊘ 15 Min.

5 bis 6 Navet-Rübchen • 2 mittelgroße Kartoffeln • 2 Frühlingszwiebeln • 2 EL Sesamöl • 1 Gemüsebrühwürfel • einige Stängel Glattpetersilie und andere Kräuter, z.B. Bibernell • 1 Prise Muskat • etwas frisch gemahlener Koriander • Curcuma • Galgant • 1 TL Sesamsalz

● Die Navets mit der Gemüsebürste unter fließendem Wasser abreiben und in grobe Scheiben schneiden. Die Kartoffeln waschen, schälen und in Scheiben schneiden. Die Frühlingszwiebel klein schneiden. Das Sesamöl in einem Topf erhitzen und die Zwiebeln darin glasig dünsten. Die Gewürze dazugeben.

● Aus dem Brühwürfel und ½ l Wasser eine Gemüsebrühe herstellen und die Hälfte dieser Brühe mit den Navets und den Kartoffeln zu den Zwiebeln geben und garen. Die Kräuter waschen, klein hacken und ⅔ davon gegen Ende der Garzeit dazugeben.

● Die gegarten Gemüse pürieren und so viel Gemüsebrühe zugeben, bis die Suppe schön cremig ist. Mit den restlichen Kräutern servieren.

Ganz mild und schonend

Abends: Basischer Kartoffelbrei

ganzjährig
2 Portionen • preisgünstig
⊘ 15 Min.

6 große Kartoffeln • 1 Gemüsebrühwürfel • ½ l Wasser • etwas Muskat

● Die Kartoffeln waschen und im Gemüsedämpfer garen. Die gegarten Kartoffeln schälen und zerstampfen oder durch die Spätzlepresse drücken.

● Das Wasser erhitzen, den Brühwürfel darin auflösen und nach und nach unter die Kartoffelmasse rühren, bis die Masse schön breiig ist.

Das passt dazu Gedünsteter Lauch oder gegarte Pilze oder Karotten.

Tipp Sie können die Kartoffeln natürlich auch normal in Wasser garen, bedenken Sie aber bitte, dass sie dadurch eine Menge Vitalstoffe verlieren.

Mit Curcuma und Galgant

Mittags/abends: Fenchel mit Kartoffeln

ganzjährig
2 Portionen • geht schnell
⊘ 15 Min.

2 kleine Fenchelknollen • 8 kleine Kartöffelchen (z.B. La Ratte, Amandine, Bamberger Hörnchen oder Drillinge) • 2 EL Sesamöl • etwas Sesamsalz • Curcuma • Galgant • frisch gemahlener weißer Pfeffer • etwas Fenchelgrün

● Die Fenchelknollen waschen und die holzigen Stellen der äußeren Schale entfernen. Kleine Fenchelknollen halbieren, größere vierteln. Fenchelgrün beiseite legen. Die Kartoffeln waschen, mit der Gemüsebürste reinigen und halbieren.

● Fenchel und Kartoffeln im Gemüsedämpfer 8–10 Minuten garen. Das Sesamöl vorsichtig in einem Topf erwärmen, die Gewürze zugeben und die gegarten Gemüse darin kurz wälzen. Mit Fenchelgrün garniert servieren.

Tipp Curcuma, auch Gelbwurzel oder Tumeric genannt, gehört zu den Ingwergewächsen, ist aber nicht so scharf. Es regt die Magensaft- und die Gallenproduktion an. Curcuma und Galgant gehören zu meinen Lieblingsgewürzen. Galgant ist beliebt wegen seiner verdauungsfördernden, krampf- und blähungslösenden Wirkung.

Tut dem Bauch gut

Abends: Fenchelcremesuppe

ganzjährig
2 Portionen • gut vorzubereiten
⊘ 20 Min.

2 große Fenchelknollen • 3 Kartoffeln • 1 EL Sesamöl • weißer Pfeffer • 1 Prise Muskat • etwas Curcuma • etwas Galgant • Bockshornkleesamen • 1 Gemüsebrühwürfel • 1 EL gehackte Mandeln

● Den Fenchel waschen, die holzigen Stellen entfernen und die Knolle in Achtel schneiden. Die Kartoffeln waschen, schälen und in Scheiben schneiden. Fenchelgrün beiseitelegen.

● Das Sesamöl vorsichtig erhitzen und die Gewürze kurz darin andünsten. Aus 1 l Wasser und dem Gemüsebrühwürfel eine Gemüsebrühe herstellen. Die Fenchelteile, die Kartoffelscheiben und die Hälfte der Gemüsebrühe dazugeben und auf mittlerer Stufe weiter garen.

● Wenn die Gemüse gar sind, die Suppe mit dem Zauberstab pürieren und so viel Gemüsebrühe zugeben, bis die Suppe eine schöne cremige Konsistenz erreicht hat. Mit dem Fenchelgrün und den gehackten Mandeln garniert servieren.

❯❯ Fenchel mit Kartoffeln

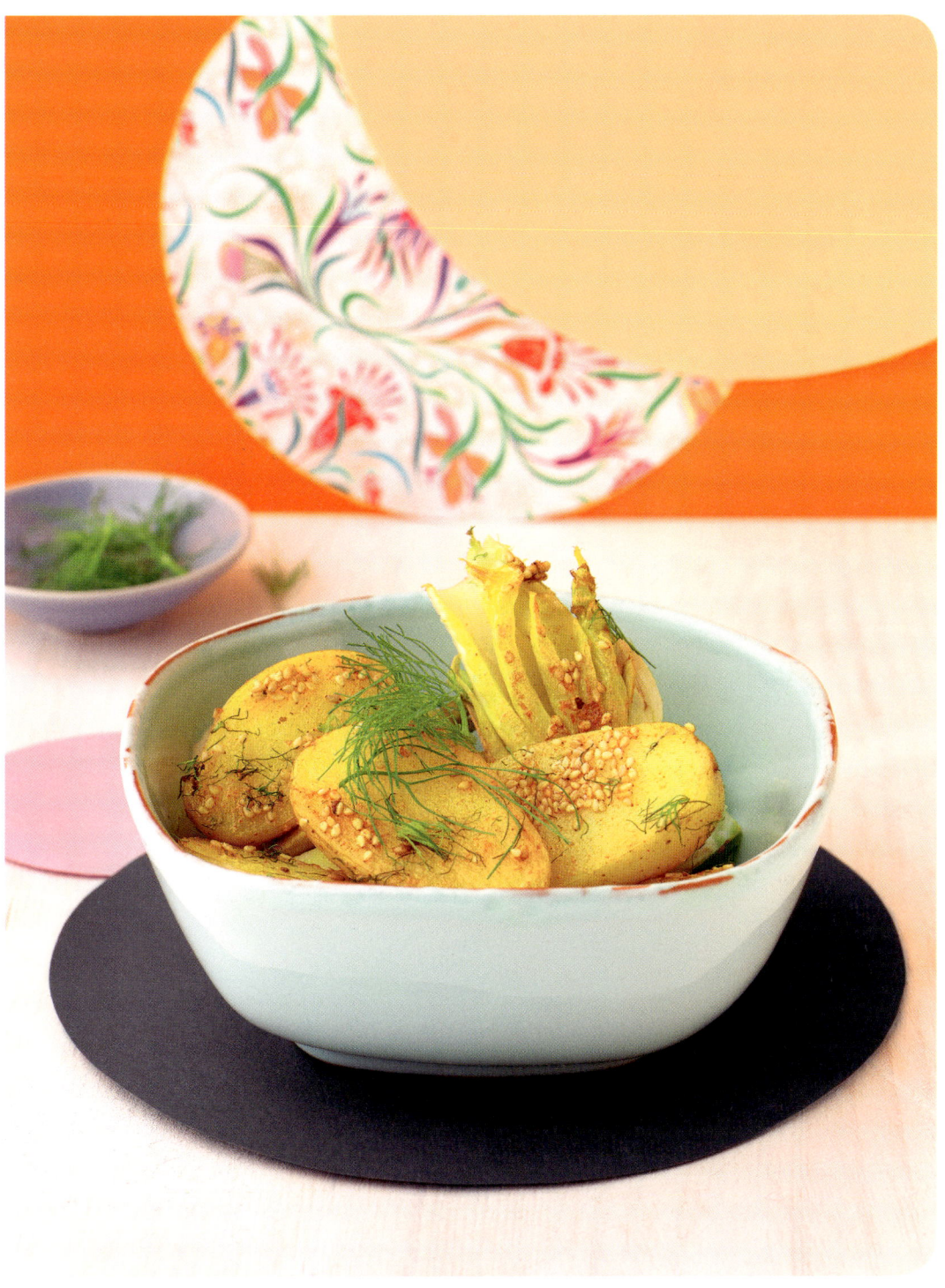

Tag 6 – starke Nerven mit Basenfasten

Das Plus: Vitamin B, Zink und Phosphor.

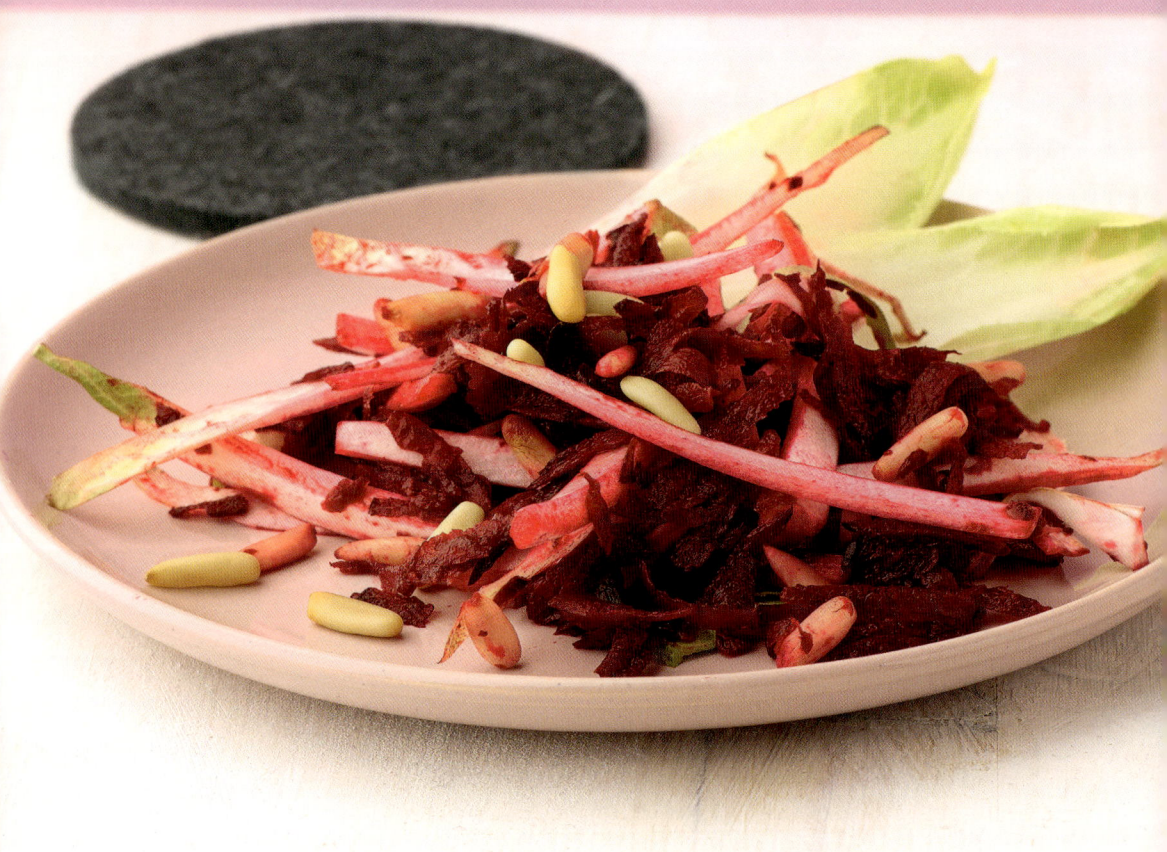

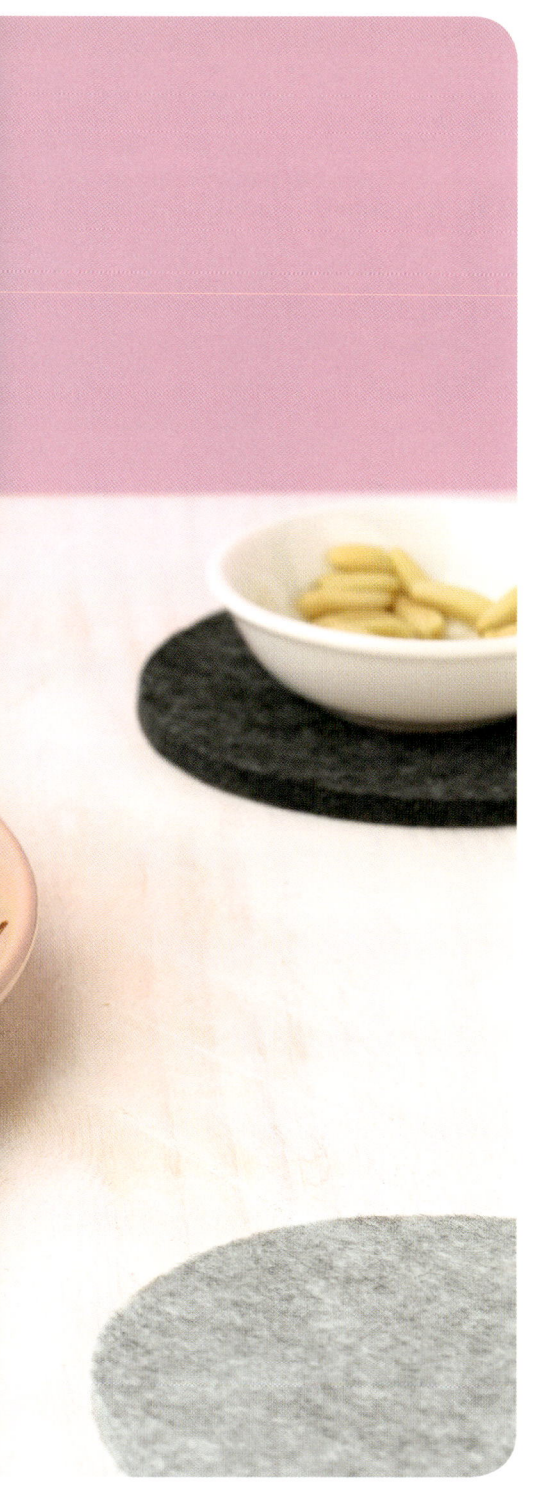

Schüßler-Salze-Kur für starke Nerven:

- Schüßler-Salz Nr. 3 D 12, Ferrum phosphoricum: morgens 2 Tabletten
- Schüßler-Salz Nr. 5 D 6, Kalium phosphoricum: morgens 2 Tabletten
- Schüßler-Salz Nr. 7 D 6, Magnesium phosphoricum: abends 2 Tabletten

Einnahmeempfehlung:
Vor den Mahlzeiten im Mund zergehen lassen.

Dauer der Kur:
ca. 2–3 Monate – bei Bedarf auch länger.

Grüner Power-Shake

Frühstück: Weizen-gras-Smoothie

ganzjährig
2 Portionen • exotische Zutaten
⏲ 5 Min.

3 Handvoll Weizengras • 1 reife Banane •
1 reife Avocado • 2 EL Erdmandelflocken •
1 Schälchen Kresse • 3 EL gehackte Pistazi-
en (oder Mandeln, Paranüsse, Makadamia-Nüsse oder Zedernkerne) • Saft von
1 Zitrone • 200 ml Wasser

● Das Weizengras abschneiden und in
den Mixer geben. Die Banane schälen,
die Avocado schälen, entkernen und in
den Mixer geben.

● Die Erdmandelflocken, die Kresse, die
Pistazien, den Zitronensaft, das Wasser
in den Mixer geben und alles mixen.

Variante Lecker im Smoothie sind
Buchweizenkeimlinge mit jeder Menge
B-Vitamine und Kalium für die Nerven
oder Braunhirse- oder Quinoakeimlinge. Wenn Sie kein Weizengras finden,
können Sie auch einige Esslöffel Gersten-
gras- oder Weizengraspulver verwenden.

Mit feiner Säure

Frühstück: Bananen-Shake mit Brombeeren

Sommer, Herbst
2 Portionen • gelingt leicht
⏲ 5 Min.

3 Bananen • 500 g frische Brombeeren •
einige Blätter frische Pfefferminze

● Die Bananen schälen, in den Mixer
geben und zerkleinern. Die Brombeeren
waschen, mit den Pfefferminzblättern zu
der Bananenmischung geben und alles
durchmixen.

Tipp Der Shake schmeckt nur gut, wenn
Sie reife Früchte verwenden. Halbwegs
reife Brombeeren schmecken sehr sauer
und die wertvollen blauen Farbstoffe
haben nur die halbe Wirkung.

◆▸ Bananenshake mit Brombeeren

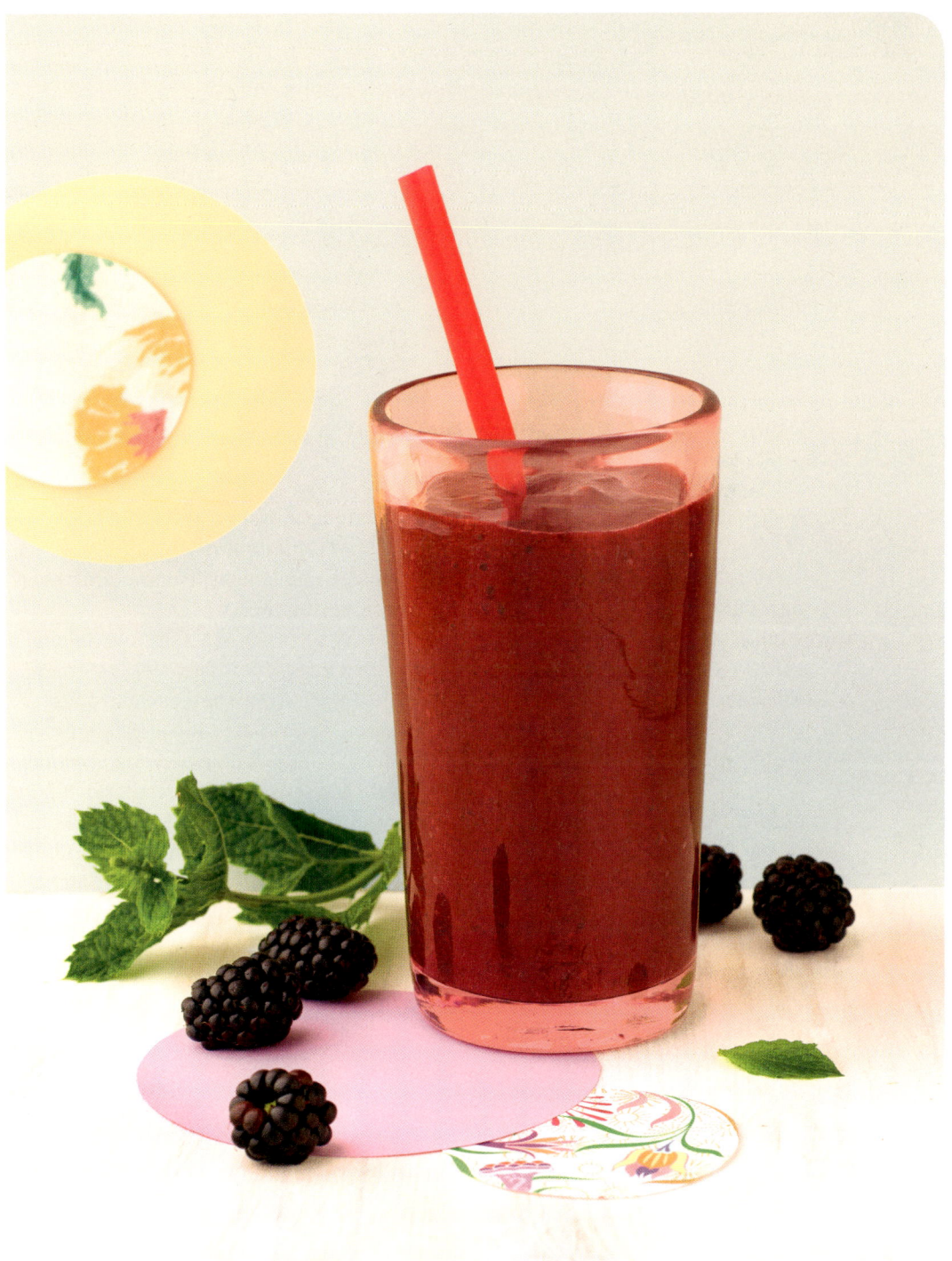

Köstliche Pilze
Mittags: Feldsalat mit Limonenseitlingen

Herbst bis Frühling
2 Portionen • geht schnell
⊘ 15 Min.

4 Handvoll Feldsalat • 1 Handvoll Limonenseitlinge • 4 EL Olivenöl • einige Blätter frische Glattpetersilie • Saft von ½ Zitrone • 1 EL Sesamsaat • 1 TL Sesamsalz • 3 EL Sonnenblumenkeimlinge

● Den Feldsalat gut putzen, waschen und abtropfen lassen. Die Limonenseitlinge grob säubern, ohne sie zu waschen. Die größeren Pilze in kleine Streifen schneiden, die kleinen Pilze ganz lassen. Die Seitlinge in 2 EL Olivenöl wenige Minuten andünsten, dann abkühlen lassen.

● Die Glattpetersilie waschen, abtropfen lassen, sehr klein hacken und zu den noch warmen Seitlingen geben. Einige Spritzer Zitronensaft sowie Sesamsaat und Sesamsalz dazugeben und alles vorsichtig untermischen.

● Aus dem restlichen Olivenöl, dem Zitronensaft und dem Kräutersalz ein Dressing herstellen und unter den Feldsalat mischen. Die marinierten Seitlinge mit den Sonnenblumenkeimlingen locker über dem Salat verteilen. Schmeckt köstlich!

Vitaminreiche Rote Bete
Mittags: Rote-Bete-Salat mit Zedernkernen

ganzjährig
2 Portionen • exotische Zutaten
⊘ 15 Min.

1 große Rote Bete • 1 Handvoll Zedernkerne • 1 Chicorée • etwas Aprikosenkernöl • Saft von ½ Mandarine

● Rote Bete unter fließendem Wasser mit der Gemüsebürste säubern, evtl. schälen und fein raspeln. Die Zedernkerne untermischen.

● Den Strunk des Chicorées entfernen, die Blätter abwaschen und abtropfen lassen. Etwa ⅔ der Chicoréeblätter in kleine Streifen schneiden und unter die Rote Bete mischen. Die restlichen Blätter locker an den Rand des Salates stecken. Das Aprikosenkernöl und den Mandarinensaft darüberträufeln. Den Salat möglichst einen halben Tag durchziehen lassen.

Tipp Stellen Sie diesen Salat in einer größeren Menge auf Vorrat her. Das spart Zeit!

Mit jungen Kartöffelchen

Mittags/abends: Vorfrühlingsgemüse

Frühling
2 Portionen • preisgünstig
⊘ 15 Min.

8 kleine neue Kartoffeln (z. B. Drillinge) •
2 mittelgroße Karotten • 1 Frühlingszwiebel • 2 EL Sonnenblumenöl • etwas weißer
Pfeffer • etwas Sesamsalz • ½ Schälchen
frische Brunnen- oder Gartenkresse

● Die Kartoffeln waschen, schälen und
in kleine Würfel schneiden. Die Karotten unter fließendem Wasser mit
der Gemüsebürste abbürsten und in
kleine Würfel schneiden. Die Gemüse
im Gemüsedämpfer al dente garen. Die
Frühlingszwiebel klein würfeln und im
Sonnenblumenöl glasig dünsten.

● Das im Gemüsedämpfer gegarte
Gemüse in der Zwiebel-Öl-Mischung
wenden, aber nicht mehr weiter erhitzen. Mit den Gewürzen abschmecken
und mit der Brunnenkresse verziert
servieren.

Geht ganz schnell!

Mittags/abends: Nussiges Fenchelgemüse

Sommer bis Winter
2 Portionen • gelingt leicht
⊘ 12 Min.

2 mittelgroße Fenchelknollen • 1 TL gekörnte Brühe • einige zerstoßene Korianderkörner • 16–20 kleine grüne Oliven •
1 TL Olivenöl • 2 EL gehackte Paranüsse •
etwas Zitronensaft

● Fenchel putzen und waschen, halbieren und den Strunk entfernen. Das
Fenchelgrün beiseitelegen. Die Knolle
in ½ cm breite Scheiben schneiden. Den
Boden einer Jenaer Glasform mit wenig
Wasser bedecken, die gekörnte Brühe
und das Olivenöl zugeben und zum
Kochen bringen. Die Fenchelscheiben
hineinlegen und mit den Korianderkörnern bestreut zugedeckt 4 Min. dünsten.

● Die Oliven in Scheiben schneiden und
das Fenchelgrün hacken. Den Fenchel
mit Oliven und Fenchelgrün bestreuen,
die Paranüsse untermischen und mit
Zitronensaft und Olivenöl beträufeln.

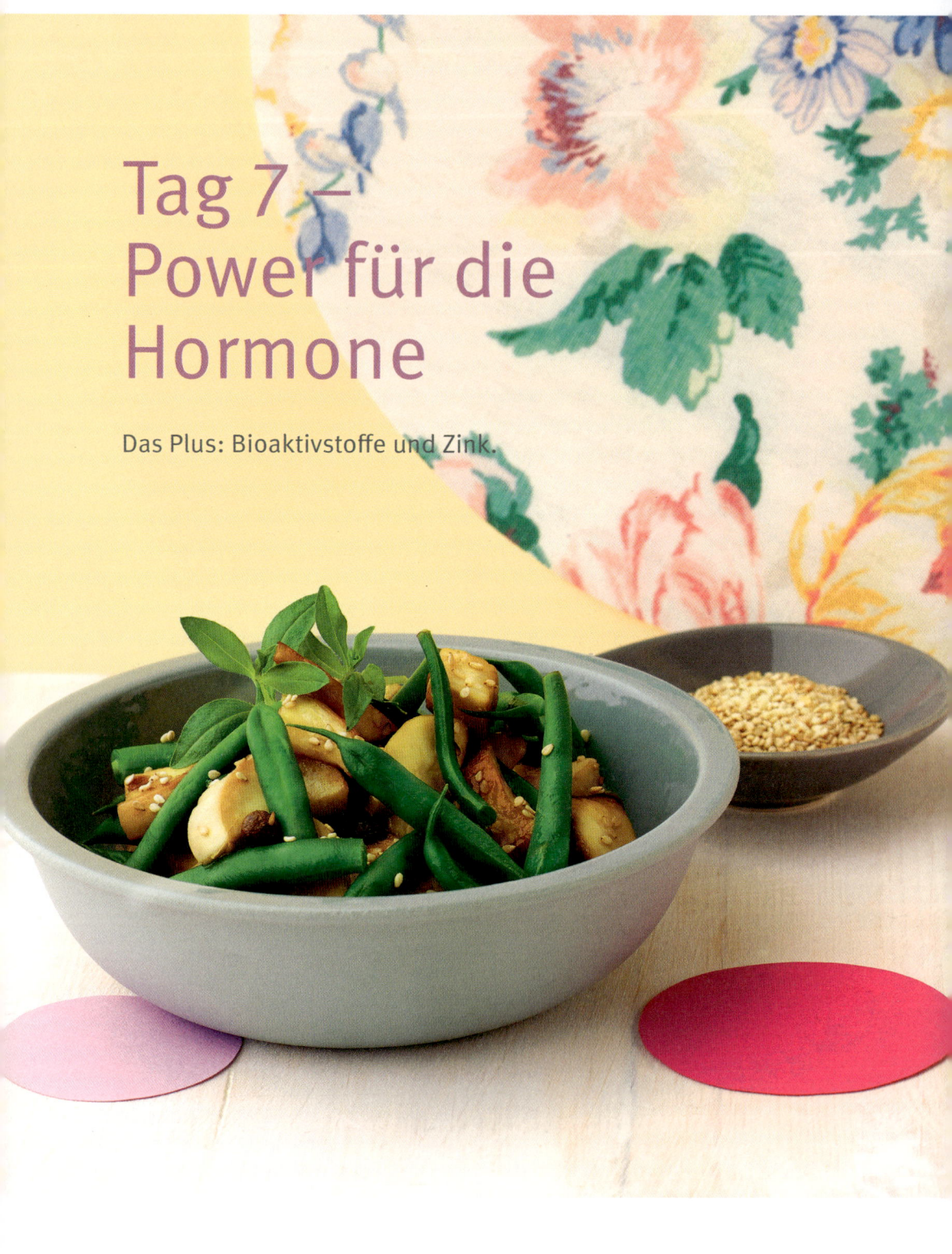

Tag 7 – Power für die Hormone

Das Plus: Bioaktivstoffe und Zink.

Schüßler-Salze-Hormonkur:

* Schüßler-Salz Nr. 8 – Natrium chloratum D 6: morgens 2 Tabletten gleicht den Hormonstoffwechsel aus.
* Schüßler-Salz Nr. 9 – Natrium phosphoricum D 6: morgens 2 Tabletten regt die Nierentätigkeit an und hilft, überschüssige Säuren auszuscheiden.
* Schüßler-Salz Nr. 6 – Kalium sulfuricum D 6: mittags 2 Tabletten hilft, Altlasten über die Leber auszuscheiden und regt den Hormonstoffwechsel an.
* Schüßler-Salz Nr. 10 – Natrium sulfuricum D 6: abends 2 Tabletten regt den gesamten Stoffwechsel an, Abfallstoffe zu entschlacken, verbessert die Ausscheidung über die Leber und den Darm und entwässert.

Einnahmeempfehlung:
Vor den Mahlzeiten im Mund zergehen lassen.

Dauer der Kur:
Je nach Bedarf 3 Monate lang und nach einem halben Jahr wiederholen.

Vitalstoffkick am Morgen

Frühstück: Gersten-gras-Smoothie

ganzjährig
2 Portionen • exotische Zutaten
⊘ 5 Min.

3 Handvoll Gerstengras • 1 reife Banane •
1 reife Avocado • 2 EL Erdmandelflocken •
1 Schälchen Kresse • Saft von 1 Zitrone •
200 ml Wasser

● Das Gerstengras abschneiden und in
den Mixer geben. Die Banane schälen
und hinzufügen.

● Die Avocado schälen, entkernen und
in den Mixer geben. Die Erdmandelflocken, die Kresse, den Zitronensaft und
das Wasser in den Mixer geben und alles
vermischen.

Variante Wenn Sie kein Gerstengras
finden, können Sie auch einige Esslöffel
Gerstengras- oder Weizengraspulver
verwenden.

Sommerfrühstück

Frühstück: Beeren-Melonen-Fruchtschale

Sommer
2 Portionen • geht schnell
⊘ 8 Min.

1 große reife Netzmelone • je 1 kleines
Schälchen Himbeeren und Heidelbeeren •
einige frische Pfefferminzblätter

● Die Melone achteln, schälen, die Kerne
im Innern mit einem Löffel herausschä-
len und das Fleisch in kleine Stücke
schneiden.

● Die Beeren und die Pfefferminzblätter
waschen, abtropfen lassen und vorsichtig mit den Melonenstücken vermengen.

Eine feine Kombination

Mittags: Bohnen mit Kräuterseitlingen

Sommer, Herbst
2 Portionen • gelingt leicht
⊘ 20 Min.

300 g grüne Bohnen • 300 g Kräuterseitlinge • 1 kleine Schalotte • einige Stängel Bohnenkraut • 2 EL Olivenöl • weißer Pfeffer • etwas Piment • 1 TL Sesamsalz

● Die Bohnen waschen, putzen und halbieren. Die Kräuterseitlinge wenn nötig etwas säubern – ohne Wasser – und die größeren Pilze klein schneiden. Die Schalotte abziehen und klein würfeln.

● Die Bohnen mit dem Bohnenkraut im Gemüsedämpfer garen. Das Olivenöl erhitzen, die Schalotte und die Kräuterseitlinge darin kurz andünsten. Vom Herd nehmen, mit den gegarten Bohnen vermischen und abschmecken.

Das passt dazu 2 Pellkartoffeln

Mit herzhaften Sprossen

Mittags: Bataviasalat mit Urkarotten

ganzjährig
2 Portionen • gelingt leicht
⊘ 10 Min.

1 Bataviasalat • 1 große Urkarotte (auch Betakarotte genannt) • Zutaten für das Basilikumdressing (Seite 70) • 1 Handvoll Rotkohlsprossen

● Den Bataviasalat waschen, klein zupfen und abtropfen lassen. Die Urkarotte unter fließendem Wasser mit der Gemüsebürste reinigen und klein raspeln.

● Das Basilikumdressing zubereiten und mit den Bataviablättern und den Urkarotten vermischen. Die Rotkohlsprossen locker über dem Salat verteilen.

Variante Anstelle von Rotkohlsprossen können Sie auch Brokkolisprossen oder Rukolasprossen verwenden. Diese und viele andere Sprossensorten gibt es in gut sortierten Naturkostläden in Papierschalen, beispielsweise auch Gartenkresse. Im Herbst geben Sie noch einige Kapuzinerkresseblüten dazu.

Köstlich im Winter

Mittags: Basisches Rotkraut

Herbst, Winter
2 Portionen • gut vorzubereiten
⊘ 50 Min. + 3 Stunden Ziehzeit

2 EL Rosinen • 1 Rotkohl (ca. 500 g) • Saft von 1 Zitrone • ½ TL Meersalz • ½ Tasse Wasser • 1 große Zwiebel • 2 EL Öl • 1 großer Apfel • 3 kleine Nelken • 2 Lorbeerblätter • ½ TL Bertramgewürz • ½ TL Kardamom • 2 Messerspitzen Sternanis, gemahlen • 4 Datteln, entsteint • Sonnenblumensprossen

● Die Rosinen im Wasser einige Stunden oder über Nacht einweichen. Den Rotkohl putzen, den Strunk entfernen, in feine Streifen schneiden oder hobeln. Zitronensaft und Salz zugeben, untermischen und einige Stunden durchziehen lassen.

● Die Zwiebel fein würfeln und im Öl andünsten. Das Kraut zugeben und andünsten. Den Apfel waschen, entkernen und in Würfel schneiden. Äpfel und Rosinen samt Einweichwasser zugeben.

● Die Nelken im Mörser zerkleinern. Gewürze und in Scheiben geschnittene Datteln zugeben und das Rotkraut im geschlossenen Topf bei milder Hitze 35 Min. garen. Mit Salz und Zitronensaft abschmecken und mit Sonnenblumensprossen bestreuen.

Mit zarter Spitzkohl

Mittags/abends: Karottenspaghetti

Sommer bis Winter
2 Portionen • preisgünstig
⊘ 20 Min.

1 kleiner Spitzkohl • 1 große, gerade Karotte • 3 EL Sesamöl • 1 Handvoll Sojabohnenkeimlinge • 1 EL Sesamsalz • Curcuma • gemahlener Kreuzkümmel • Galgant • frisch gemahlener schwarzer Pfeffer • Bockshornklee • 1 Handvoll Rosinen

● Den Strunk des Spitzkohls abschneiden, den Spitzkohl waschen und in feine Streifen schneiden. Die Karotten unter fließendem Wasser mit der Gemüsebürste säubern, die Enden gerade schneiden und die Karotten nacheinander mit der Gemüsespaghettimaschine zu Spaghetti verarbeiten.

● Die Karottenspaghetti im Gemüsedämpfer garen und in den letzten 2 Min. die Sojabohnenkeimlinge dazugeben. Den Spitzkohl im Sesamöl zusammen mit den Gewürzen andünsten. Am Ende der Garzeit die Karottenspaghetti, die Sojabohnenkeimlinge und die Rosinen untermischen.

❯ Karottenspaghetti

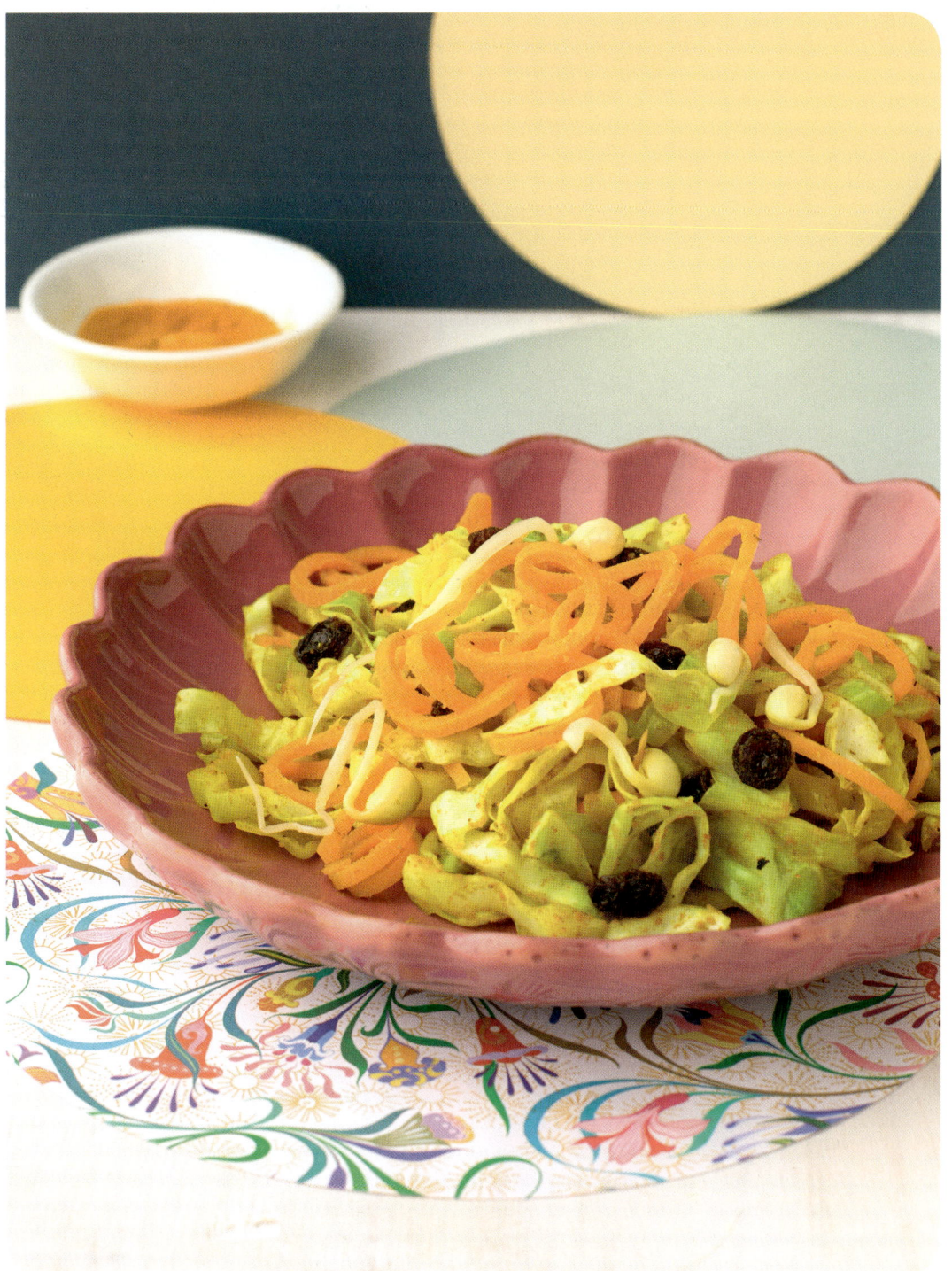

Ihr neues, basenreiches Leben

Basenfasten kann für Sie ein Startschuss zu einer gesünderen Ernährungs- und Lebensweise sein. Sie lernen, Säuren aus dem Weg zu gehen.

Wunderbar – diese Woche Basenfasten haben Sie geschafft. Doch was kommt nun? Wie viele Säurebildner dürfen auf dem Speiseplan stehen, ohne dass Sie Ihren Säure-Basen-Haushalt wieder durcheinanderbringen? Erfahren Sie, wie Sie Ihren Säuresünden ein Schnippchen schlagen können und wie Sie den Erfolg Ihrer Basenfastenwoche, auch mit Unterstützung von Schüßler-Salzen erhalten können.

Ihre Ernährung nach dem Basenfasten

Jetzt kommt es darauf an, das in der Basenfastenwoche Gelernte für die Zukunft in Ihren Alltag einzubauen. Täglich Obst, Salat, Gemüse, Nüsse, frische Keimlinge und Kräuter auf den Speiseplan und um Säurebildner so oft wie möglich einen Bogen machen. Denken Sie daran: Fast alle tierischen Produkte, aber auch alle Getreidesorten werden sauer verstoffwechselt. Wenn Sie das weitgehend beachten, steht Ihrer gesunden Zukunft nichts mehr im Weg.

Fasten, solange Sie möchten

Fastenbrechen gibt es beim Basenfasten übrigens nicht – denn Sie essen ja auch während der Basenfastenwoche. Sie können diese Woche deshalb auch ohne Probleme auf zwei, drei, vier oder mehr Wochen ausdehnen – vorausgesetzt, Sie sind gesundheitlich stabil und haben kein Untergewicht. Im Zweifelsfall ist es besser, sich bei längeren Basenfastenzeiten von einem im Fasten erfahrenen Therapeuten begleiten zu lassen, wenn Sie vorhaben, länger als zwei Wochen basenzufasten.

und trinken Basen bilden würde. Die restlichen 20 Prozent dürfen dann Brot, Pasta, Käse, Fleisch, Fisch, Kaffee oder andere Säurebildner sein. Das ist mit 80/20-Regel gemeint. Mit anderen Worten: Sie dürfen eigentlich alles wieder essen – nur nicht mehr so viel davon. Schon allein dadurch, dass Sie nicht mehr so viele Säurebildner verzehren, tun Sie Ihrem Stoffwechsel und Ihren Organen etwas Gutes. Es ist natürlich nicht ganz egal, welche Säurebildner Sie verzehren: gute oder schlechte Säurebildner.

Langsam mit Säurebildnern wieder einsteigen

Wenn Sie Ihren Erfolg erhalten möchten, dann sollten Sie Säurebildner nur langsam wieder in Ihren Speiseplan aufnehmen. Auch Soja- und in geringem Umfang Milchprodukte können Sie jetzt wieder in Ihren Speiseplan einbauen. Aber achten Sie darauf, den Verzehr von Milchprodukten nicht zu übertreiben, denn sie belasten in hohen Mengen den Stoffwechsel und die Verdauung. Sojaprodukte sind eigentlich keine Säurebildner, aber durch ihre hohe Eiweißkonzentration schwer verdaulich und deshalb zumindest während des Basenfastens nicht geeignet.

Die gesunden Basenbildner – Obst, Salate, frische Kräuter und Gemüse sollten jetzt so oft wie nur irgend möglich auf Ihrem Teller sein. Ideal wäre es, wenn 80 Prozent dessen, was Sie täglich essen

Gute Säurebildner und schlechte Säurebildner

Gute Säurebildner haben trotz ihrer Säurewirkung einen großen gesundheitlichen Wert und gehören zu einer gesunden und basenreichen Ernährung dazu. Als gute Säurebildner bezeichne ich diejenigen Lebensmittel, die nur schwache Säurebildner sind und dem Körper nebenbei jede Menge wertvoller Vitalstoffe liefern und wenig stoffwechselbelastende Zusatzstoffe enthalten.

Schlechte Säurebildner belasten den Stoffwechsel mehr als die guten Säurebildner. Auch Lebensmittel wie Fleisch gehören dazu. Besonders Nahrungsmittel mit tierischem Eiweiß weisen eine stärkere Säurebildung auf als Nahrungsmittel auf pflanzlicher Basis wie Getreideprodukte oder Hülsenfrüchte. Die Auswirkungen auf den Stoffwechsel bei übermäßigem Fleisch- und Fischverzehr sind daher gravierender als bei übermäßigem Verzehr der guten Säurebildner wie Vollkorngetreide.

Gute Säurebildner sind:
- Vollkorngetreide
- Hülsenfrüchte: Linsen, Bohnen, Mungobohnen, Adzukibohnen, Sojabohnen, Kichererbsen
- Nüsse (nur Mandeln und frische Walnüsse sind basenbildend)
- Sojaprodukte
- Artischocken, Spargel, Rosenkohl
- grüner und weißer Tee

Schlechte Säurebildner sind: alle Produkte mit tierischem Eiweiß wie Fleisch, Wurst, Fisch, Käse und andere Milchprodukte, Eier, Weißmehlprodukte, Zucker und Süßigkeiten, Alkohol, Koffeinerzeugnisse wie Kaffee und Cola, Softdrinks.

Ein- oder zweimal im Jahr Basenfasten hält fit

In Ihrer Basenfastenwoche haben Sie nun gelernt, basisch zu denken. Wenn Sie das weitgehend beibehalten, kann eigentlich nichts mehr schief gehen. Hier eine kleine Hilfestellung, wie Sie Basisches in Ihren Alltag integrieren können. Machen Sie diesen kleinen Check jeden Tag:
- Woher erhalte ich heute mein tägliches Obst und Gemüse?
- Wann und wo baue ich heute meine Bewegung ein?
- Wie komme ich heute zu ausreichender Erholung?

Mit diesem täglichen Check geht Ihnen das basische Denken in Fleisch und Blut über. Denn basisches Denken bezieht sich nicht nur aufs Essen – auch Bewegung und Erholung gehören dazu. Neben einer langfristigen Ernährungsumstellung mit vielen Basenbildnern ist eine Umstellung der Lebensweise (mehr Bewegung, weniger Stress, Verzicht bzw. Einschränkung von Zigaretten, Alkohol und Kaffee und anderen Genussgiften) die wichtigste Voraussetzung, um gesund zu bleiben oder um es zu werden.

Und wenn Ihre Ernährungs- und Lebensweise doch mal wieder aus allen Fugen gerät, hilft oft schon ein rein basischer Tag zwischendurch, um den Säure-Basen-Haushalt wieder ins Gleichgewicht zu bringen.

Der basische Tag für zwischendurch

Legen Sie einfach hin und wieder einen rein basischen Tag ein. Ideal ist, wenn Sie einen 100 Prozent basischen Tag pro Woche schaffen. Das erfordert kaum Vorbereitung und lässt sich schnell und unkonventionell in den Alltag einbauen. So ein Tag entlastet wirksam und bügelt kleine Säuresünden aus. Ideal für einen Basenfastentag ist ein arbeitsfreier Tag, etwa ein Samstag.

Morgens

- Trinken Sie nach dem Aufstehen ein Glas heißes Wasser von Quellwasserqualität. Das kurbelt die Verdauung an und reinigt.
- Nehmen Sie als Frühstück einen Apfel oder eine Banane zu sich. Auch ein frisch gepresster Apfel-Karotten-Saft ist geeignet.
- Trinken Sie die erste Kanne Kräutertee (Beutel auf 1 l Quellwasser) bis mittags leer.
- Nehmen Sie bei Ihrem Wochenendkauf vom Markt 2 bis 3 Gemüsesorten und etwas Blattsalat extra mit.

Mittags

- Bereiten Sie sich einen schönen Rohkostsalatteller zu aus grünem Salat, Karottensalat und Rettichsalat mit einem basischen Dressing.
- Kochen Sie die zweite Kanne Kräutertee, die bis abends geleert sein muss.
- Machen Sie am Nachmittag einen Spaziergang von mindestens einer Stunde – Jogging oder Walking ist eine gute Alternative.

Abends

- Essen Sie noch vor 19 Uhr ein basisches Gericht (Suppe oder Gemüsegericht).

- Trinken Sie noch einen halben oder einen ganzen Liter Kräutertee oder Wasser.
- Gönnen Sie sich ein Basenbad und gehen Sie vor 23 Uhr ins Bett.

Planen Sie jetzt schon Ihre nächste Basenfastenwoche

Wenn Sie sich langfristig gesund erhalten wollen, reicht einmal Basenfasten leider nicht aus. Die Erfahrung zeigt, dass 1- bis 2-mal im Jahr Basenfasten für ein oder zwei Wochen ideal sind. Ob Sie nun genau nach 6 Monaten oder erst nach 8 Monaten wieder eine Basenfastenwoche einlegen, hängt von Ihrem Lebensstil, Ihren persönlichen Lebensumständen und Ihrem Gesundheitszustand ab. Wichtiger aber ist, wann Sie persönlich das Bedürfnis nach einer Basenfastenkur haben. Spätestens dann wird es Zeit, nur noch Gemüse und Obst einzukaufen.

Wenn Sie zu den Menschen gehören, die so etwas grundsätzlich nicht bemerken, planen Sie einfach Ihre nächste Basenfastenwoche, tragen Sie sich den Termin in den Kalender ein – so geht das Vorhaben nicht im Alltagsgewimmel unter.

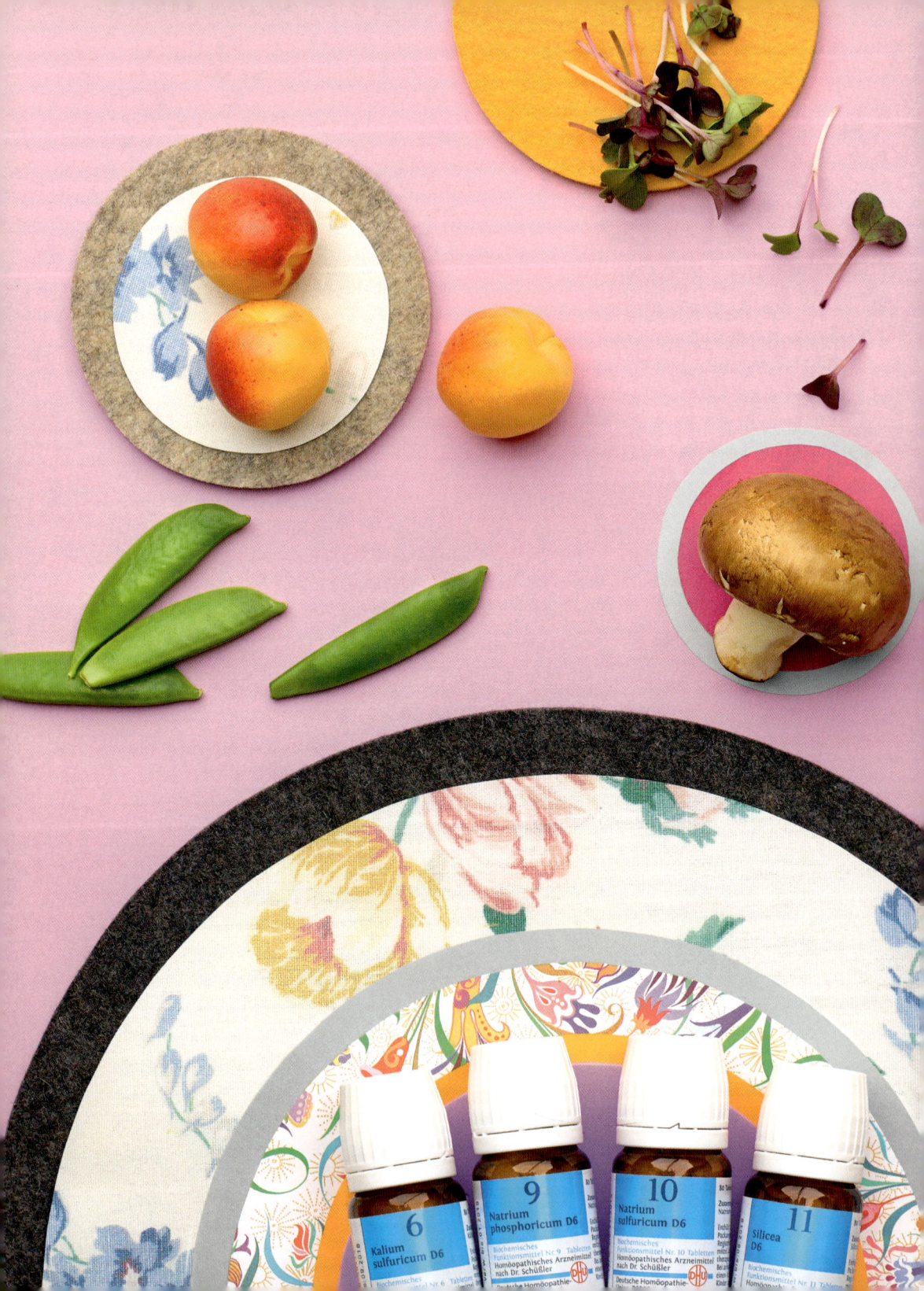

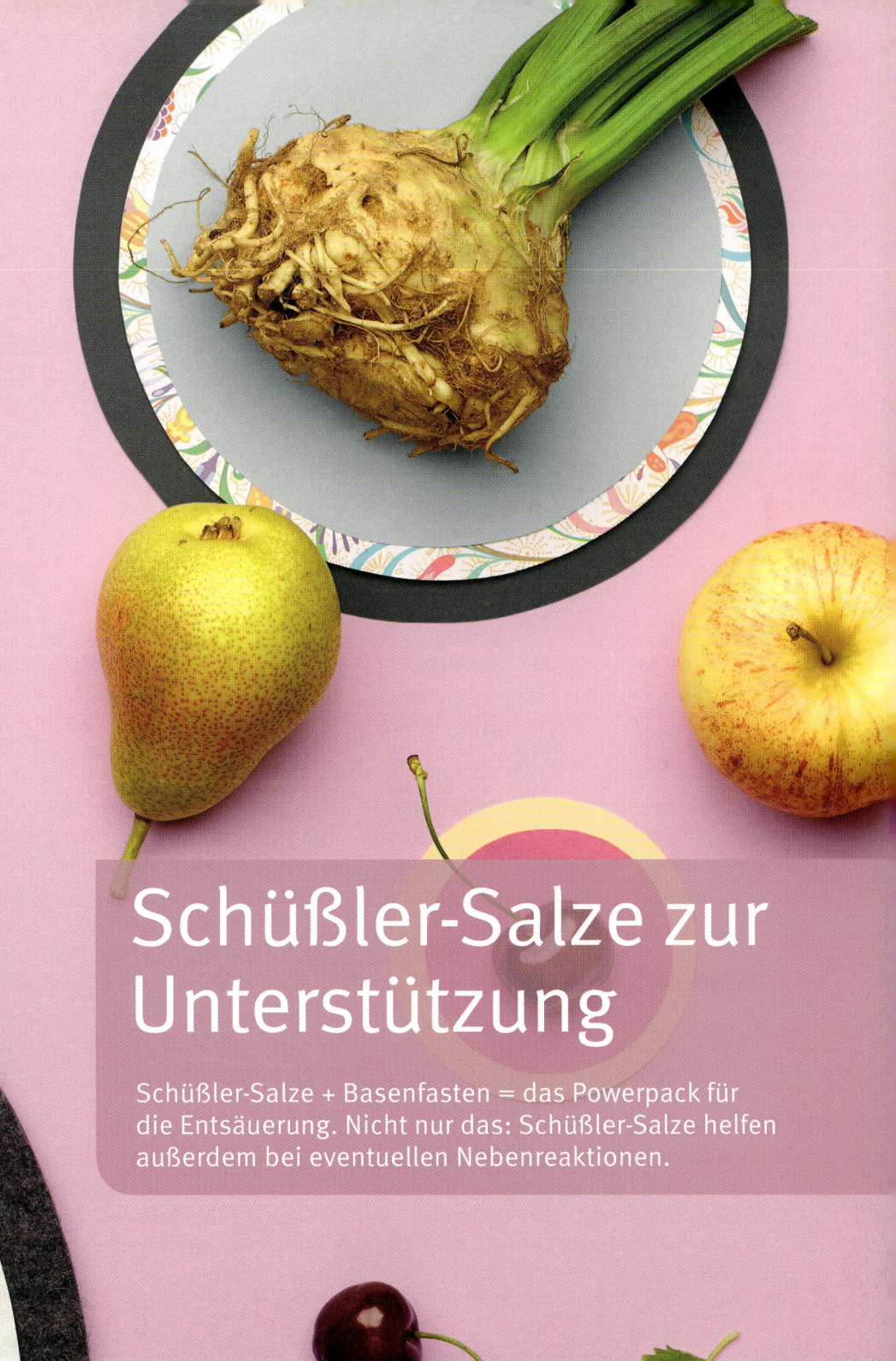

Schüßler-Salze zur Unterstützung

Schüßler-Salze + Basenfasten = das Powerpack für die Entsäuerung. Nicht nur das: Schüßler-Salze helfen außerdem bei eventuellen Nebenreaktionen.

Was Sie über Schüßler-Salze wissen sollten

Die Einnahme von Mineralsalzen nach Dr. Schüßler ist eine echte Alternative zu Mineralstoffpräparaten zur Nahrungsergänzung, weil sie den Mineralstoffhaushalt ausgleichen.

Sie fragen sich vielleicht, worin der Unterschied zwischen Mineralstoffpräparaten und Schüßler-Salzen liegt. Oder warum sie eine echte Alternative zu Mineralstoffpräparaten sind. Die Antwort ist simpel: Weil Schüßler-Salze den Mineralstoffhaushalt ausgleichen und so die optimale Verteilung der Mineralien im Organismus gewährleisten. Und nicht nur das: Auch die Aufnahme und Verteilung anderer Vitalstoffe – Vitamine und bioaktive Substanzen – wird verbessert.

Sanfte Regulierung

Die Schüßler-Therapie zielt darauf ab, die Mineralien im Körper durch Gabe bestimmter Mineralienzubereitungen wieder richtig zu verteilen. Durch die passenden Mittel verschwinden die Krankheitssymptome oft in kürzester Zeit. Durch ein spezielles Herstellungsverfahren gelang es Dr. Wilhelm Schüßler im 19. Jahrhundert, die Mineralien so aufzuschließen, dass sie gut vom Körper aufgenommen und verwertet werden können. Die Erfolge, die Dr. Schüßler damit erzielte, waren so groß, dass dieses Verfahren als »Mineralsalztherapie« oder »Biochemie nach Dr. Schüßler« in die Geschichte eingegangen ist. Das Besondere an Schüßler's Mineralsalztherapie ist, dass er die körpereigenen Mineralsalze in kleinsten Mengen, in homöopathischen Zubereitungen verabreichte und genau damit Erfolge erzielte.

Das führt zu Störungen im Mineralienhaushalt:

- Fehlernährung (Junkfood, Säurebildner, raffinierte Lebensmittel, Nahrung aus überdüngten Böden und von überzüchteten Tieren)

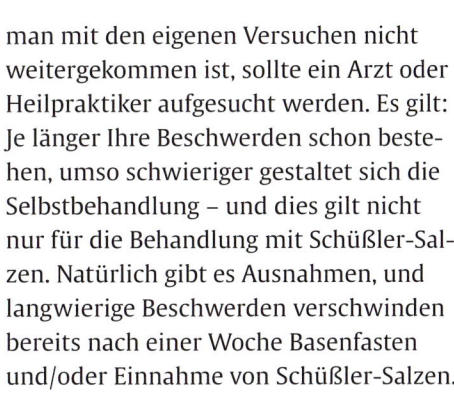

man mit den eigenen Versuchen nicht weitergekommen ist, sollte ein Arzt oder Heilpraktiker aufgesucht werden. Es gilt: Je länger Ihre Beschwerden schon bestehen, umso schwieriger gestaltet sich die Selbstbehandlung – und dies gilt nicht nur für die Behandlung mit Schüßler-Salzen. Natürlich gibt es Ausnahmen, und langwierige Beschwerden verschwinden bereits nach einer Woche Basenfasten und/oder Einnahme von Schüßler-Salzen.

Wie Sie Schüßler-Salz anwenden

Jedes der 12 biochemischen Funktionsmittel nach Dr. Schüßler hat ein bestimmtes Einsatzgebiet, das sich aus dem Vorkommen des Salzes im Organismus ableitet: Kalziumsalze wirken auf Knochen, Knorpel, Zähne und Gelenke, die Phosphorsalze gemäß des hohen Phosphorgehaltes der Nervengewebe auf die Nerven usw. Nach Schüßler's Tod haben Therapeuten noch 12 weitere Mineralsalze gefunden, die sie als »Ergänzungsmittel« bezeichneten – die biochemischen Funktionsmittel Nr. 13 bis 24, auf die ich hier aber nicht näher eingehen werde.

- gestörte Darmschleimhaut (bei Allergien und anderen Erkrankungen)
- Elektrosmog
- Stress
- Gifte wie Nikotin, Alkohol

Jedes Salz hat seine spezielle Wirkung

Sie können mit der Mineralsalztherapie nach Dr. Schüßler jede Befindensstörung und jede – vor allem akute – Erkrankung behandeln. Auch chronische Erkrankungen sind durch die Schüßler-Therapie behandelbar, setzen aber eine intensive Beschäftigung mit diesem Therapieverfahren voraus.

Jedes Salz hat seine spezielle Wirkung und es bedarf einiger Zeit, bis man das Wesen der 12 Salze erfasst hat. Im Zweifelsfall und besonders, wenn

Wie man das richtige Mittel findet

Aus den 12 Funktionsmitteln sucht man sich das Mineralsalz heraus, das am besten zu der Art der gesundheitlichen Störung passt. So kann man bei Schmerzen aller Art immer erst mal die Nr. 7

nehmen, bei beginnenden Infekten die Nr. 3, bei Sodbrennen die Nr. 9 usw. Je länger man sich mit den Mitteln beschäftigt, umso sicherer wird mit der Zeit das Gefühl, welches Salz zu dem jeweiligen Symptombild passt. Wer sich näher damit beschäftigen möchte, dem bietet die Antlitzdiagnostik eine Hilfestellung bei der Wahl des richtigen Mittels.

Wie oft muss ich es einnehmen?

Im akuten Fall ist es empfehlenswert, alle 15 bis 30 Minuten (Kinder jede Stunde) 1 Tablette im Mund zergehen zu lassen. Ausnahme ist das Mittel Nr. 7 – Magnesiumphosphat. Dies wird in akuten Fällen als »Heiße Sieben« genommen: 10 Tabletten (für Kinder 5) werden in einer Tasse frisch abgekochtem Wasser (Quellwasser) aufgelöst und in kleinen Schlückchen getrunken.

In chronischen Fällen empfiehlt sich die Einnahme von 3-mal täglich 1–2 Tabletten. Und: Die Einnahme sollte generell vor den Mahlzeiten erfolgen.

Welche Potenzen die richtigen sind

Für Anfänger empfiehlt sich die Einnahme der von Schüßler sogenannten Regelpotenzen. Für die meisten Salze ist die Regelpotenz die D 6. Eine Ausnahme bilden die Salze Nr. 1 (Kalziumfluorid), Nr. 3 (Eisenphosphat) und Nr. 11 (Silicea), bei denen Dr. Schüßler D 12 als Regelpotenz empfohlen hat.

Die Regelpotenzen sind die Stärken, in denen die jeweiligen Salze meist am besten wirken – nach Dr. Schüßler's Erfahrung. Ihr Therapeut wird Ihnen eventuell eine andere Potenz verordnen, wenn sich diese für ihn als wirksamer erweist. Als Anfänger würde ich Ihnen jedenfalls raten, zunächst mit den Regelpotenzen zu beginnen, bis Sie die Salze und ihre verschiedenen Wirkungen in anderen Potenzen besser kennengelernt haben.

Schüßler-Salze zur Unterstützung der Entsäuerung

Schüßler-Salze sind bestens zur Unterstützung des Basenfastens geeignet, denn sie regulieren auf sanfte Weise den gestörten Mineralienhaushalt. Wenn Sie Ihre Basenfastenkur gerne durch Schüßler-Salze optimieren wollen, dann gibt es eine Schüßler-Salz-Kombination – sozusagen ein Grundrezept –, das die wichtigsten Entgiftungs- und Entsäuerungsvorgänge im Körper auf natürliche Weise unterstützt.

Sie können sich jedoch auch auf ein Schüßler-Salz beschränken, wenn Sie das Gefühl haben, Sie benötigen nur eines oder zwei der Salze. Dann lassen Sie davon vor jeder Mahlzeit also 3-mal täglich 2 Tabletten im Munde zergehen. In der genannten Kombination helfen die Schüßler-Salze auch bei einer 6- bis 8-wöchigen Entsäuerungskur, den Stoff-

Die Schüßler-Salz-Kombination beim Basenfasten

- **Morgens:** Nr. 9 Natrium phospho-ricum D 6 – regt die Nieren zur Entgiftung und zur Ausscheidung überschüssiger Säuren an.
- **Mittags:** Nr. 11 Silicea D 12 – Entgiftung von Bindegewebe und Nieren.
- **Nachmittags:** Nr. 6 Kalium sulfuricum D 6 – Entgiftung der Leber und Anregung des Stoffwechsels.

- **Abends:** Nr. 10 Natrium sulfuricum D 6 – regt den gesamten Stoffwechsel und den Leberstoffwechsel an, Gifte auszuscheiden.

Nehmen Sie 2 Tabletten des entsprechenden Salzes vor jeder Mahlzeit ein und lassen Sie diese auf der Zunge zergehen.

wechsel anzukurbeln und lästige Säuren und Pfunde loszuwerden.

Nr. 6: Kalium sulfuricum (Kaliumsulfat)

Dieses Salz unterstützt die Leberentgiftung und hilft, überschüssige Eiweiße abzubauen. Es hilft auch bei allen nicht heilen wollenden Entzündungen und bei chronischen Nasennebenhöhlen-Entzündungen mit gelben, harten Absonderungen. Ein sicheres Zeichen, dass Sie dieses Salz brauchen, ist, wenn der Zungenbelag sich während des Basenfastens gelb bis gelbbraun färbt.

Wenn Sie merken, dass Ihre Verdauung trotz Basenfasten träge bleibt, die Waage still steht und Sie sich nicht leichter fühlen, dann ist das Salz Nr. 6 hilfreich. Sollte sich die Verdauung auch mit Salz Nr. 6 nicht verbessern, sollten Sie das Schüßler-Salz Nr. 10 (Natrium

sulfuricum) dazunehmen. Sowohl zur allgemeinen Leberentgiftung als auch zur Unterstützung bei Problemen dieser Art können Sie während des Basenfastens von diesem Salz 3-mal täglich 2 Tabletten im Mund zergehen lassen.

Nr. 9: Natrium phosphoricum (Natriumphosphat)

Natrium phosphoricum ist *das* Entsäuerungsmittel nach Dr. Schüßler schlechthin. Bei allen säurebedingten Stoffwechselbelastungen kann man das Schüßler-Salz Nr. 9 anwenden. Je länger allerdings eine Übersäuerung besteht, umso mehr wird der Mineralstoffwechsel gestört, sodass bei chronischer Übersäuerung meist noch das Salz Nr. 10 oder Nr. 6 dazugenommen werden muss, um den gesamten Stoffwechsel wiederzubeleben.

Das Salz Nr. 9 regt die Nieren an und unterstützt die Aufrechterhaltung des Säure-Basen-Gleichgewichts. Es verbessert den Nierenstoffwechsel und mindert alle säurebedingten Beschwerden, besonders rheumatische. Vor allem bei erhöhten Harnsäurewerten ist dieses Salz hilfreich. Es hilft auch bei Osteoporose und Sodbrennen sowie bei Akne und fettiger Haut. Dosierung: 3-mal täglich 2 Tabletten.

Nr. 10: Natrium sulfuricum (Natriumsulfat)

Natriumsulfat ist vielen als »Glaubersalz« bekannt, ein Abführmittel, das vor allem bei Fastenkuren gerne zur Darmreinigung verwendet wird. Als Schüßler-Salz, in homöopathischer Aufbereitung, wird es zur Anregung des gesamten Stoffwechsels verwendet und bewirkt eine verbesserte Ausscheidung von Säuren und Giftstoffen. Besonders Leber und Galle werden durch dieses Salz gut entgiftet. Wer dieses Salz braucht, hat oft einen schmutzig- bis bräunlich-grünlichen Zungenbelag mit bitterem Geschmack.

Und immer, wenn die Entgiftung und Entsäuerung etwas zu langsam vor sich geht, ist dieses Salz angezeigt. Auch eine träge Verdauung während des Basenfastens und Verdauungsstörungen wie Blähungen, Durchfälle, Verstopfung und Fettverdauungsstörungen lassen sich mit Natrium sulfuricum gut behandeln. Auch wenn während des Basenfastens Wasseransammlungen im Gesicht oder in den Gelenken auftreten, ist Natriumsulfat

> ### Reicht Basenfasten alleine nicht aus?
>
> Doch – im Prinzip schon. Sie müssen keine Schüßler-Salze dazunehmen. Wenn Sie im Großen und Ganzen gesund sind und Basenfasten wirklich nur zur Erhaltung Ihrer Gesundheit machen möchten, dann reichen ein bis zwei Wochen im Jahr ohne zusätzliche Maßnahmen völlig aus. Sie können aber auch – als Vorsorge sozusagen – Ihre Basenfastenwoche mit Schüßler-Salzen unterstützen, um den Mineralienhaushalt wieder zu regulieren. Das ist besonders dann sinnvoll, wenn Sie selbst von sich den Eindruck haben, dass Sie stark übersäuert sind.

hilfreich. Auch depressive Verstimmungen während des Basenfastens lassen sich mit Salz Nr. 10, aber auch mit Salz Nr. 6 positiv beeinflussen.

Salz Nr. 10 ist kein Abführmittel! Da dieses Schüßler-Salz den Stoffwechsel anregt, können Sie es immer dann zur Unterstützung der Basenfastenkur einsetzen, wenn Ihr Stoffwechsel träge reagiert, was Sie ganz schnell daran merken, dass sich die Waage trotz Einhaltung aller Basenfastenregeln so gar nicht nach unten bewegen will. Aber Achtung: Die Einnahme von Schüßler-Salz Nr. 10 ist kein Ersatz für die Darmreinigung!

Nr. 11: Silicea (Kieselsäure)

Dieses Schüßler-Salz wird auch das Schönheitsmittel der Biochemie genannt, denn es steigert die Festigkeit des Bindegewebes und ist wichtig für den Aufbau von Haut, Haaren und Nägeln. Auch der Knochenbau wird durch Silicea positiv beeinflusst. Silicea ist zuständig für die Vernetzung der Kollagenfasern und ein guter Feuchtigkeitsspeicher, weshalb man in Verpackungen von elektrischen

❧ Nr. 11 Silicea (Kieselsäure)

Geräten immer kleine Beutelchen mit Silicea zur Trockenhaltung findet.

Die Nr. 11 hat aber auch tief reichende Wirkungen auf Nieren und Bindegewebe und ist ein gutes Drainagemittel – das heißt, es durchspült Nieren und Bindegewebe und unterstützt so die Entgiftung des Bindegewebes. Mit diesen vielfältigen Wirkungen ist die Nr. 11 das Anti-Aging-Mittel der Biochemie. Silicea ist auch hilfreich bei Haarausfall sowie bei brüchigen und spröden Nägeln. Auch wenn Sie während des Basenfastens besonders viel schwitzen, hilft Silicea. Nehmen Sie täglich, vor jeder Mahlzeit, also 3 × 2 Tabletten ein.

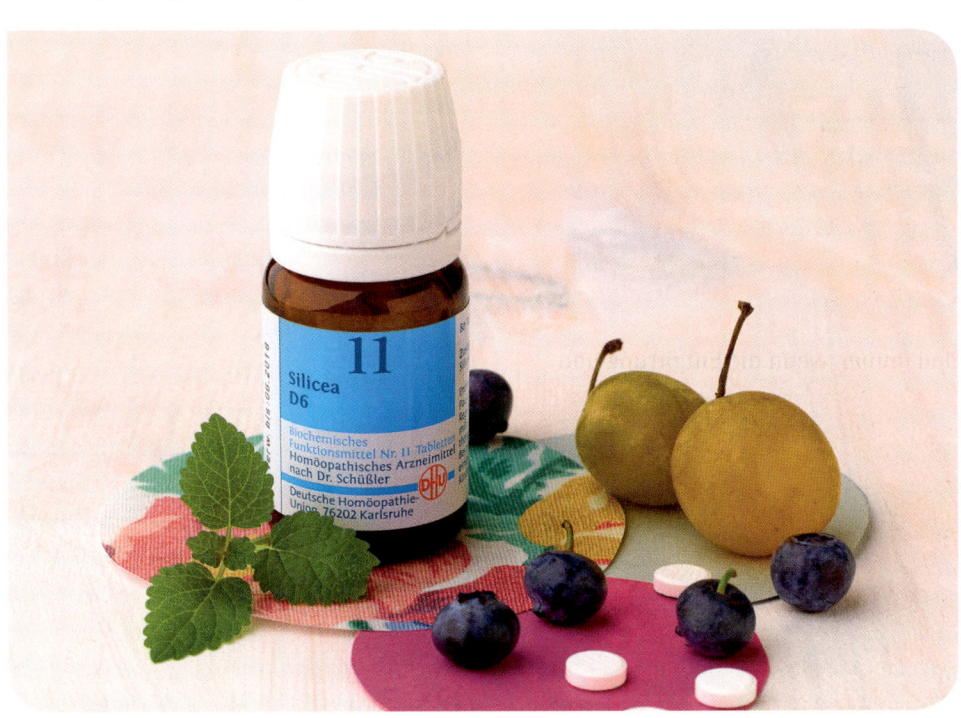

Die 12 Schüßler-Salze im Überblick

Die Mineralsalztherapie ist ein überschaubares und einfaches Verfahren, das im Prinzip in jede Hausapotheke gehört. Auch die Basenfastenkur lässt sich durch Schüßler-Salze ergänzen.

Nr. 1 Calcium fluoratum – Kalziumfluorid

Kalziumfluorid ist das Salz für das Stütz- und Bindegewebe.

Symptome: Ist der Kalziumfluorid-Stoffwechsel gestört, kommt es zu Erschlaffung der elastischen Gewebe mit Einrissen. Auch die Zunge kann hart und rissig sein.

Verwendung: Bei allen Schwächezuständen im Bänder- und Sehnenbereich, auch bei Haltungsschäden und Organsenkungen, ist dieses Salz angezeigt. Auch bei Verhornungen, Schrunden, Schuppen und Rissen, bei harten Warzen und lockeren Zähnen hilft es.

Nr. 2 Calcium phosphoricum – Kalziumphosphat

Kalziumphosphat ist das Salz für Knochen und Zähne.

Symptome: Wenn die Regenerationsfähigkeit gestört ist, kommt es zu Störungen der Erneuerungs- und Aufbauvorgänge. Die Zunge kann weiß und pelzig mit süßlichem Geschmack sein.

Verwendung: Bei Störungen der Zahn- und Knochenbildung und zur Regeneration von Knochenbrüchen findet dieses Salz Verwendung. Zur Osteoporoseprophylaxe wird es zusammen mit Nr. 9 (Natriumphosphat) eingesetzt. Auch bei allergischen Sofortreaktionen hilfreich.

Nr. 3 Ferrum phosphoricum – Eisenphosphat

Das Salz für das Immunsystem und das 1. Entzündungsstadium. Es ist ein wichtiges Notfall- und Akutmittel.

Symptome: Die Zunge ist spiegelglatt und ohne Belag.

Verwendung: Bei beginnenden Entzündungen und Infekten sowie beginnendem Fieber. Bei Infektanfälligkeiten, Erschöpfungszuständen mit Blässe, Durchblutungsstörungen, nervöser Erschöpfung, zur Verbesserung der körperlichen und geistigen Leistungsfähigkeit. Bei Quetschungen, Verstauchungen und Verbrennungen (auch Sonnenbrand).

Nr. 4 Kalium chloratum – Kaliumchlorid

Das Salz für die Drüsen, die Schleimhäute und das 2. Entzündungsstadium.

Symptome: Die Zunge ist weißgrau belegt.

Verwendung: Wenn Entzündungen chronisch werden, ist dieses Salz angezeigt. Auch bei allen Entzündungen und Krankheitsprozessen an den Schleimhäuten, wie chronischen Magenschleimhautentzündungen und Darmentzündungen, ist Kaliumchlorid hilfreich.
Es ist auch zur Nachbehandlung von Darm- und Scheidenpilzen geeignet, um die Schleimhäute zu regenerieren.

Nr. 5 Kalium phosphoricum – Kaliumphosphat

Kaliumphosphat ist das Salz für Nerven und Psyche und hilft beim »Burn-out«.

Symptome: Die Zunge ist senffarben belegt mit fauligem Geschmack.

Verwendung: Bei körperlicher, seelischer und geistiger Erschöpfung ist dieses Salz hilfreich. Es hilft bei Schlaflosigkeit, nervöser Unruhe, körperlichen Erschöpfungszuständen, Depressionen, Gedächtnisschwäche, Muskelschwäche (z. B. Blasenschwäche) und Lähmungsgefühl. Bei Bandscheibenvorfall ist die Kombination des Mineralsalzes Nr. 5 mit Nr. 7 schnell wirksam.

Nr. 6 Kalium sulfuricum – Kaliumsulfat

Kaliumsulfat ist das Salz für die Entgiftung und bei chronischen Entzündungen.

Symptome: Die Zunge ist gelb bis gelbbraun belegt.

Verwendung: Kaliumsulfat hilft bei chronischer Erkältung, chronischen Nasennebenhöhlen-Entzündungen mit gelben, harten Absonderungen und allen Entzündungen, die nicht heilen wollen. Es unterstützt den Eiweißstoffwechsel des Körpers und hilft, den Eiweißüberschuss abzubauen, d. h. zu entgiften. Auch auf die Leber wirkt es entgiftend und erleichtert die Gewichtsabnahme.

Nr. 7 Magnesium phosphoricum – Magnesiumphosphat

Magnesiumphosphat ist das Krampf- und Schmerzmittel der Biochemie, ein wichtiges Akutmittel.

Symptome: Eine unecht wirkende Wangenröte (»Magnesiaröte«). Die Zunge ist meist rein, ohne Belag.

Verwendung: Bei Schmerzzuständen aller Art, vor allem bei krampfartigen Schmerzen. Bei Asthmaanfällen und Migräne kann Magnesiumphosphat als »Heiße Sieben« sehr hilfreich sein, auch bei Nieren- und Gallenkoliken.

Nr. 8 Natrium chloratum – Natriumchlorid

Natriumchlorid sorgt für die richtige Flüssigkeitsverteilung im Körper.

Symptome: Die Zunge kann trocken oder feucht sein und weist eventuell klare Schleimstraßen auf. Salziger Geschmack im Mund.

Verwendung: Bei allen Störungen des Flüssigkeitshaushalts – sei es zu viel Wasser oder zu wenig! So hilft Natrium chloratum bei Wasseransammlungen wie Ödemen, auch bei wässrigem Schnupfen und tränenden Augen. Es ist aber auch bei Flüssigkeitsmangel angezeigt – etwa bei zu wenig Gelenkschmiere und dadurch bedingtem Knacken der Gelenke.

Bei Durchblutungsstörungen mit Kältegefühlen, kalten Händen und Füßen und zur Durchfeuchtung der Schleimhäute ist es sehr hilfreich. Auch bei Verstopfung oder Stuhlunregelmäßigkeiten.

Nr. 9 Natrium phosphoricum – Natriumphosphat

Natriumphosphat ist das Salz für den Stoffwechsel und für die Entsäuerung.

Symptome: Der Stuhl kann einen schmierigen Fettfilm haben, die Gesichtshaut fettig und glänzend sein. Die Zunge ist oft feucht und goldgelb. Menschen, die Natriumphosphat benötigen, haben meist großes Verlangen nach Süßigkeiten.

Verwendung: Bei allen Stoffwechselbelastungen. Bei allen durch zu viel Säuren bedingten Beschwerden: Gicht (Harnsäure), Rheuma, Osteoporose, Sodbrennen. Auch bei Fettverdauungsbeschwerden, bei Blähungen, Gallensteinen, Koliken, bei Akne und bei fettiger Haut ist Natriumphosphat angezeigt.

Nr. 10 Natrium sulfuricum – Natriumsulfat

Natriumsulfat dient der Entgiftung und Ausscheidung.

Symptome: Die Zunge ist oft schmutzig bis bräunlich-grünlich belegt, evtl. mit bitterem Geschmack.

Verwendung: Natriumsulfat ist als Glaubersalz bekannt, ein Abführmittel, das vor allem bei Fastenkuren gerne zur Darmreinigung verwendet wird. Im Schüßler-Aufschlussverfahren als D 6 wirkt es entgiftend und regt den Stoffwechsel an. Es ist

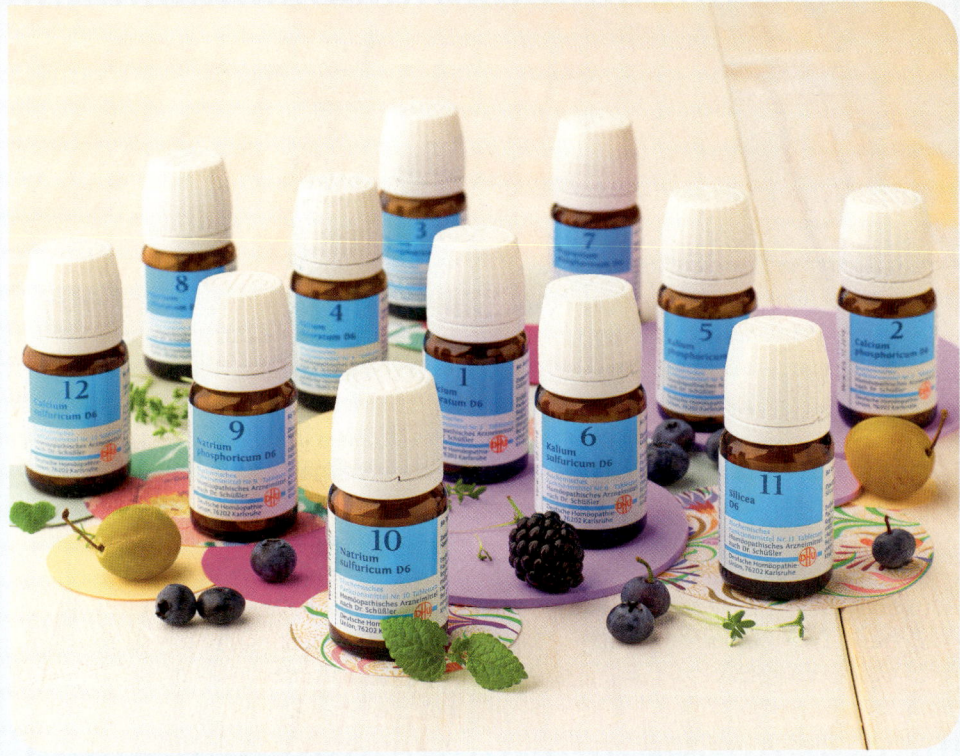

einsetzbar bei allen Formen von Verdauungsstörungen: Blähungen, Durchfällen, Verstopfung, Fettverdauungsstörungen. Auch bei nässenden Hautausschlägen und bei Ödemen ist Natriumsulfat hilfreich.

Nr. 11 Silicea – Kieselsäure

Das Salz für die Haare, die Haut und das Bindegewebe.

Symptome: Die Haut zeigt meist kleine Fältchen und Krähenfüße. Die Zunge ist meist trocken mit seifigem Geschmack.

Verwendung: Festigt das Bindegewebe, wirkt gegen Haarausfall, brüchige und spröde Nägel und gegen frühzeitiges Altern. Hilft bei Eiter, Gelenkproblemen und

gegen übermäßiges Schwitzen. Auch bei Gelenkentzündungen und eitrigen Entzündungen. Die Salbe Nr. 11 ist bei Neigung zu rauer Haut – vor allem im Winter – gut einsetzbar.

Nr. 12 Calcium sulfuricum – Kalziumsulfat

Kalziumsulfat ist das Eitermittel der Biochemie.

Symptome: Die Zunge ist meist nur am Zungengrund lehmartig belegt.

Verwendung: Bei eitrigen Prozessen, bei Abszessen, bei Gelenkproblemen und zur Verbesserung des Lymphabflusses. Unterstützt das Leber- und Gallesystem.

Schüßler-Salze bei Nebenerscheinungen

Die Erfahrung aus meinen Kursen zeigt, dass es beim Basenfasten hin und wieder zu einem Aufleben alter Krankheitsprozesse kommt – beispielweise zu einem verstärkten Schleimabgang bei häufig durchgemachten Nasennebenhöhlen-Entzündungen. Solche Nebenerscheinungen bekommen Sie mit Schüßler-Salzen schnell in den Griff. Echte Fastenkrisen kommen beim Basenfasten nur selten vor, denn Sie essen fast normal weiter und der Stoffwechsel schaltet nicht auf Fastenstoffwechsel um.

Dennoch kommt es bei Menschen, die bislang Koffein oder andere Genussmittel zu sich genommen haben, in den ersten drei Tagen des Basenfastens zu anfänglicher Müdigkeit, Abgeschlagenheit, Kopfschmerzen, Blähungen usw. Das sind ganz natürliche Reaktionen des Körpers oder der Seele auf die durch das Basenfasten eingeleitete Entgiftung und vor allem durch den Koffeinentzug. Also keine Panik: Solche Reaktionen zeigen, dass Ihr Körper auf die Entsäuerung anspricht, noch ein wenig mit den Säuren und den Genussmitteln kämpft und sich etwas tut. Die Art und Weise der Reaktion kann Ihnen nun behilflich sein, das oder die dazu passenden Schüßler-Salze zu finden. Mit dem passenden Schüßler-Salz können Sie nun die in Gang gebrachte Entsäuerungsreaktion so unterstützen, dass der Effekt noch verstärkt wird.

Genau beobachten

Wenn Sie mit der Basenfastenwoche begonnen haben, ist es wichtig, dass Sie Ihren Organismus und seine Reaktionen auf die Entsäuerungswoche genau beobachten. Beobachten Sie Ihren Körper während des Basenfastens genau, er liefert Ihnen wertvolle Hinweise und zeigt an, wo durch die Übersäuerung ein Mineralstoffungleichgewicht entstanden ist. Beispiel: Sie leiden schon seit vielen Jahren an immer wiederkehrender chronischer Nasennebenhöhlen-Entzündung. Nach drei Tagen Basenfasten färbt sich Ihr Zungenbelag gelbbraun und Sie müssen sich plötzlich ständig die Nase putzen, weil Sie viel gelblichen Schleim produzieren. Hier wird durch die Entsäuerung ein Heilprozess in Gang gesetzt, den man nun bestens mit dem Schüßler-Salz Nr. 6 (Kalium sulfuricum) unterstützen kann.

Sollten Sie sich trotzdem unsicher fühlen, ob und welche dieser Salze für Sie infrage kommen, lesen Sie in der Einzelbeschreibung der Mittel (Seite 126) nach oder wenden Sie sich an einen Arzt oder Heilpraktiker, der sich auf Biochemie nach Dr. Schüßler spezialisiert hat.

Kopfschmerzen

Kopfschmerzen gehören zu den Standardbegleiterscheinungen beim Fasten und auch beim Basenfasten. Sie können unterschiedliche Ursachen haben, und je nach Ursache verschwinden sie am zweiten oder dritten Basenfastentag

Schüßler-Salze bei fastenbedingten Kopfschmerzen:

- Bei Kopfschmerzen wegen Verstopfung: Schüßler-Salz Nr. 10 – Natrium sulfuricum beschleunigt die Ausscheidung der belastenden Gifte.
- Bei krampfartigen und allgemeinen Kopfschmerzen sowie bei allen anderen Arten von Schmerzen: Schüßler-Salz Nr. 7 – Magnesium phosphoricum.
- Bei Kopfdruck, Blutandrang im Kopf: Schüßler-Salz Nr. 3 – Ferrum phosphoricum.
- Bei Kopfdruck, evtl. mit Brechreiz und Verstopfung: Schüßler-Salz Nr. 8 – Natrium chloratum.
- Bei Kopfschmerzen mit innerer Unruhe: Schüßler-Salz Nr. 5 – Kalium phosphoricum.

Nehmen Sie im Falle von Kopfschmerzen das jeweilige Schüßler-Salz wie die »Heiße Sieben« ein, das heißt 10 Tabletten in einer Tasse frisch abgekochtem heißem Quellwasser, und trinken Sie die Lösung in kleinen Schlückchen.

von alleine. Wichtig ist, dass Sie Ihren Darm gut reinigen und Ihre 2,5 bis 3 Liter Wasser oder Kräutertee zu sich nehmen! Wenn die Darmreinigung beim ersten Versuch nicht sehr erfolgreich war, bitte gleich noch einmal. Diese einfachen Tipps werden zu oft vernachlässigt.

Wenn Sie zu den Kaffeegroßkonsumenten gehören, dann ist es sehr wahrscheinlich, dass die ersten drei Basenfastentage mit Kopfschmerzen einhergehen. Das ist der Koffeinentzug und der braucht seine Zeit. Sie können das verhindern, indem Sie Ihren Kaffeekonsum bereits einige Tage vor der Basenfastenkur reduzieren.

Wenn Sie an Migräne leiden, dann kann es sein, dass sich die Migräne unter dem Basenfasten verstärkt. Das kommt auch darauf an, ob Sie auch regelmäßig Kaffee trinken und Nahrungsmittelunverträglichkeiten haben, die migräneverstärkend wirken.

Wenn Ihr Stoffwechsel trotz Übersäuerung noch fit ist (das gibt es häufig), dann sind anfängliche Kopfschmerzen selten ein Problem. Bei träger Stoffwechselsituation sollten Sie mit Schüßler-Salzen unterstützen, um nicht den Spaß am Basenfasten zu verlieren.

Wasseransammlungen in Fingern oder Füßen

Bei Wasseransammlungen in den Fingern, den Füßen oder in den Gelenken kommt meist das Schüßler-Salz Nr. 8 – Natrium chloratum – zur Entwässerung zum Einsatz. Wenn Sie merken, dass Sie während der Basenfastenwoche schlecht entwässern, obwohl Sie reichlich trinken, schafft dieses Schüßler-Salz schnell Abhilfe. Natrium chloratum reguliert den Wasserhaushalt und unterstützt sämtliche Fastenreaktionen, die mit einem Zuviel oder mit einem Zuwenig an Wasser einhergehen:

- Wasseransammlungen in Fingern, Füßen oder Gelenken
- bei Wechseljahresbeschwerden, starkem Schwitzen, hormonell bedingten Stimmungsschwankungen
- Fließschnupfen oder im Gegenteil ganz trockene Schleimhäute
- Knacken in den Gelenken
- Tränensäcke

Wenn Sie wissen, dass ihre Nieren nicht so gut entwässern können, dann unterstützen Sie den Effekt des Salzes Nr. 8 noch mit der Nr. 9 – Natrium phosphoricum und mit Nr. 11 – Silicea. Lassen Sie morgens, mittags und abends je 2 Tabletten im Mund zergehen – vor der Mahlzeit.

Müdigkeit, Abgeschlagenheit

Nicht jeder ist nach wenigen Tagen Basenfasten fit und leistungsfähig. Manche Menschen plagen sich mit Müdigkeit und Abgeschlagenheit und kommen gar nicht mehr so recht in die Gänge. Bevor Sie nun hier zu einem Schüßler-Salz greifen, machen Sie bitte einen kleine Check: Hat die Müdigkeit vielleicht eine ganz simple Ursache? Wenn Sie in den vergangenen

Wochen wenig geschlafen haben und nun basenfasten, dann ist es ganz normal, dass Sie sich jetzt müde fühlen. Wenn Sie durch Basenfasten die Entsäuerung in Gang setzen, dann gehört auch das Nachholen von Schlaf dazu. Der Körper braucht seine Schlafphasen. Sobald Sie einige Tage früher ins Bett gegangen sind, erledigt sich das Thema.

Eine andere mögliche Ursache ist hoher Kaffeekonsum. Klar, dass Sie in den ersten Basenfastentagen etwas schlapp sind. Auch das legt sich nach wenigen Tagen.

Und schließlich gibt es noch die Möglichkeit, dass Ihr Stoffwechsel so sehr belastet ist, dass er sich alleine durch Basenfasten nicht mehr anregen lässt. In einem solchen Fall liegt meist eine chronische Erkrankung und/oder ein Herdgeschehen vor, wie eine chronische Nasennebenhöhlen-Vereiterung oder eine Zahnwurzelentzündung.

Die Schüßler-Salze Nr. 6 oder Nr. 10 – jeweils in D 6 – kommen hier infrage, ebenso das Salz Nr.11 D 12. Lassen Sie morgens, mittags und abends je 2 Tabletten im Mund zergehen – vor der Mahlzeit.

Wadenkrämpfe

Wadenkrämpfe, aber auch Krämpfe in den Oberschenkeln, kommen vor allem bei Frauen in den Wechseljahren häufig vor. Krämpfe sind immer ein Zeichen eines Magnesiumungleichgewichts, weshalb das Schüßler-Salz Nr. 7 – Magnesium phosphoricum schnell Abhilfe schafft. Bei starken Krämpfen nehmen Sie das Salz als »Heiße Sieben« 1-malig, bei leichteren Krämpfen ein bis zwei Tage lang 3 × 2 Tabletten vor den Mahlzeiten im Mund zergehen lassen.

Chronische Nasennebenhöhlen-Entzündungen

Latent vorhandene Nasennebenhöhlen-Entzündungen, aber auch andere Entzündungsherde, flackern unter Entsäuerungsmaßnahmen wie Basenfasten gerne ein wenig auf. Hier gibt

es gleich mehrere infrage kommende Schüßler-Salze. Es kommt darauf an, in welchem Entzündungsstadium nach Schüßler Sie sich gerade befinden. Achten Sie genau auf Ihre körperlichen Symptome und wählen Sie danach das passende Salz. Häufig kommen die Salze Nr. 6 und 10 zum Einsatz, eventuell auch die Nr. 12.

Heißhunger und Essensgelüste

Essensgelüste und Heißhungerattacken sind die gefürchtetsten Feinde jeder Fastenkur und können Ihnen eine Basenfastenwoche vermiesen. Sicher, es gibt Menschen, die sind so willensstark, dass sie eine Woche kühn an allen Verführun-

So beugen Sie Heißhungerattacken vor:

- Vermeiden Sie zu lange Essenspausen, die Sie zum hungrigen Wolf werden lassen.
- Nehmen Sie sich immer Ihren basischen Proviant mit. Sorgen Sie dafür, dass Sie auch zu Hause immer gut mit basischem Sofortessbarem, eingedeckt sind. Das können Mandeln, ungeschwefelte Trockenfrüchte, ein Glas Oliven, ein Glas milchsauer eingelegte Rote Bete, ein Kartoffelsalat vom Vortag oder ein Rest Gemüse vom Mittag sein.
- Essen Sie etwas, und wenn es auch nur ein Stück Apfel ist, und kauen Sie ihn langsam und gründlich,

bevor Sie den Bärenhunger bekommen. Wenn Sie erst zum Kühlschrank gehen, wenn der Magen knurrt, haben Sie keine Chance mehr!
- Führen Sie immer Wasser mit sich. Mit Trinken können Sie Ihren Magen erst mal beruhigen.

Wenn Sie diese Tricks anwenden, dann sollten die Heißhungerattacken deutlich zurückgehen. Sind doch noch Gelüste da? Spüren Sie genau nach, auf was Sie gerade Gelüste haben und suchen Sie sich das entsprechende Schüßler-Salz aus.

gen vorbeimarschieren und sich freuen, wie gut sie allen Säuresünden widerstehen können. Andere jedoch werden von Heißhungerattacken geplagt und haben leider keinen so starken Willen. Oder sie entwickeln eine Schokoladengier, die sich nicht stillen lässt. Das hängt nicht zuletzt damit zusammen, welcher Basenfastentyp Sie sind.

Die gute Botschaft: Wenn Sie konsequent die Wacker-Regeln (Seite 50) des Basenfastens befolgen, dann fühlen Sie sich meist so ausgeglichen, dass keine Gier auf bestimmte Lebensmittel entsteht. Es kann aber sein, dass Ihr Mineralienhaushalt so sehr im Ungleichgewicht ist, dass Sie plötzlich eine Gier auf Salziges, Süßes oder Saures entwickeln. Ist das bei Ihnen der Fall, dann sollten Sie zunächst Ihren Basenfastenspeiseplan so umstellen, dass die basischen Lebensmittel dieses Bedürfnis stillen.

Ein Sonderfall sind allgemeine Heißhungerattacken auf einfach alles. Bevor Sie dabei ermattet zu einem Schüßler-Salz greifen, sollten Sie einige Tricks (Seite 133) anwenden.

Sie haben verstärkt Lust auf Salziges

Das ist zunächst ein Anzeichen dafür, dass Sie einen unausgeglichenen Kochsalzhaushalt haben. Sie können dem zunächst so begegnen, dass Sie sich genügend salzige Lebensmittel, wie Oliven,

zurechtlegen, die Sie auch als Zwischenmahlzeit verzehren können. Wenn das nicht ausreicht, können Sie mit dem Schüßler-Salz Nr. 8 – Natrium chloratum (Kochsalz) das Ungleichgewicht wieder regulieren. Verwenden Sie Natriumchlorid dazu in der D 6 und lassen Sie 3-mal täglich 2 Tabletten im Mund zergehen. Behalten Sie diese Dosierung bis zum Ende der Basenfastenwoche bei und beobachten Sie, ob das Salzbedürfnis weniger wird. Sollte dieses Bedürfnis nach dem Basenfasten noch stark vorhanden sein, können Sie die Einnahme von Nr. 8 noch für ein bis zwei Wochen fortführen. So verfahren Sie auch mit anderen Gelüsten. Die entsprechenden Schüßler-Salze finden Sie in der Tabelle (Seite 135).

Wenn sich Ihre Heißhungerattacken trotz aller Tricks und auch mit Schüßler-Salzen nicht beheben lassen, dann sollten Sie einen auf Schüßler-Salze spezialisierten Arzt oder Heilpraktiker aufsuchen. Möglicherweise ist Ihr Stoffwechsel so durcheinander, dass es professioneller Hilfe bedarf.

Krämpfe in den Beinen

Beinkrämpfe kommen relativ häufig während des Basenfastens vor und sind ein Ausdruck der starken inneren Anspannung des betroffenen Menschen. Durch die Entsäuerung versucht der Körper, die Anspannung loszuwerden, was sich in den auftretenden Krämpfen äußert. Offensichtlich hat die Anspannung viel Magnesium verbraucht,

Schüßler-Salze bei Heißhungerattacken

Gelüste auf	hier hilft
Salziges	Nr. 8 – Natrium chloratum D 6
Süßes	Nr. 9 – Natrium phosphoricum D 6, Nr. 7 – Magnesium phosphoricum D 6
Schokolade	Nr. 7 – Magnesium phosphoricum D 12
Saures	Nr. 9 – Natrium phosphoricum D 6
Bitteres	Nr. 10 – Natrium sulfuricum D 6
Nüsse	Nr. 5 – Kalium phosphoricum D 6
Fett	Nr. 5 – Kalium phosphoricum D 6, Nr. 9 – Natrium phosphoricum D 6

weshalb Magnesium phosphoricum auch schnell hilft. Tatsächlich ist es so, dass das Schüßler-Salz Nr. 7 bei starken nervlichen Belastungen, Stress und An-spannungen gut hilft. Auch Elektrosmog scheint im Körper Stress zu produzieren – die Nr. 7 schafft Abhilfe.

Service

Bücher zum Weiterlesen

Gabriele L. Bräutigam: **Wilde grüne Smoothies.** 50 Wildkräuter – 50 Rezepte, Vegan & köstlich. Hans-Nietsch-Verlag, 2014

Andreas Buchinger: **Buchinger Heilfasten.** Mein 7-Tage-Programm für zu Hause. TRIAS Verlag, 2013

Michael Worlitschek: **Säure-Basen-Haushalt:** Wie Sie Ihren Körper wirkungsvoll entsäuern. TRIAS Verlag, 2009

Rudolf Steiner: **Ernährung und Bewusstsein.** Verlag Freies Geistesleben, 2009

Karen Kingston: **Fengshui gegen das Gerümpel des Alltags:** Richtig ausmisten, gerümpelfrei bleiben. Rororo, 2009

Otto Buchinger: **Geistige Vertiefung und religiöse Verwirklichung durch Fasten und meditative Abgeschiedenheit.** Turm-Verlag, 1988

Masaru Emoto: **Wasserkristalle.** Koha-Verlag, 2002

Sabine Wacker: **Schüßler-Salze:** Die fantastischen 12. TRIAS Verlag, 2012

Sabine Wacker: **Natürlich entgiften mit Schüßler-Salzen, Basenfasten & Co.** TRIAS Verlag, 2009

Adressen

Entsafter und Vitamix für Smoothies:
Keimling Naturkost, www.keimling.de

Naturkost:
Rapunzel, www.rapunzel.de

Schüßler-Salze:
Deutsche Homöopathie Union, www.dhu.de

Basische Tees:
Lebensbaum, www.lebensbaum.com

Basenfasten-Starterpaket und basische Lebensmittel (versenden EU-weit):
www.e-biomarkt.de

Gemüsedämpfer:
WMF, www.wmf.de

Angebote und Informationen zum Basenfasten, Angebote von Hotels und Infos zu Beratern
Offizielle Website, www.basenfasten.de

Österreichische Gesellschaft für Gesundheitsförderung:
www.gesundheitsfoerderung.at

Infos zum Thema Fasten im Allgemeinen:
Berufsverband Fasten und Ernährung, www.bv-fasten-ernaehrung.de

Rezeptregister

Sachverzeichnis

Liebe Leserin, lieber Leser,

hat Ihnen dieses Buch weitergeholfen? Für Anregungen, Kritik, aber auch für Lob sind wir offen. So können wir in Zukunft noch besser auf Ihre Wünsche eingehen. Schreiben Sie uns, denn Ihre Meinung zählt!

Ihr TRIAS Verlag

E-Mail Leserservice
kundenservice@trias-verlag.de

Lektorat TRIAS Verlag
Postfach 30 05 04
70445 Stuttgart
Fax: 0711 89 31-748

Bibliografische Information der Deutschen Nationalbibliothek
Die Deutsche Nationalbibliothek verzeichnet diese Publikation in der Deutschen Nationalbibliografie; detaillierte bibliografische Daten sind im Internet über http://dnb.d-nb.de abrufbar.

Programmplanung: Uta Spieldiener
Redaktion: Anja Fleischauer, Stuttgart
Bildredaktion: Christoph Frick

Umschlaggestaltung und Layout:
CYCLUS Visuelle Kommunikation, Stuttgart

Bildnachweis:
Umschlagmotiv: Meike Bergmann, Berlin
Fotos im Innenteil: Meike Bergmann, Berlin

1. Auflage 2015

© 2015 TRIAS Verlag in
MVS Medizinverlage Stuttgart GmbH & Co. KG
Oswald-Hesse-Straße 50, 70469 Stuttgart

Printed in Germany

Satz und Repro: Fotosatz Buck, Kumhausen
Gesetzt in: Adobe InDesign CS6
Druck: AZ Druck und Datentechnik GmbH, Kempten

Gedruckt auf chlorfrei gebleichtem Papier

ISBN 978-3-8304-8056-3

Auch erhältlich als E-Book:
eISBN (PDF)   978-3-8304-8083-9
eISBN (ePub) 978-3-8304-8084-6

1 2 3 4 5 6

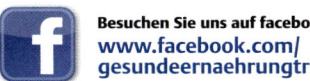

Besuchen Sie uns auf facebook!
**www.facebook.com/
gesundeernaehrungtrias**

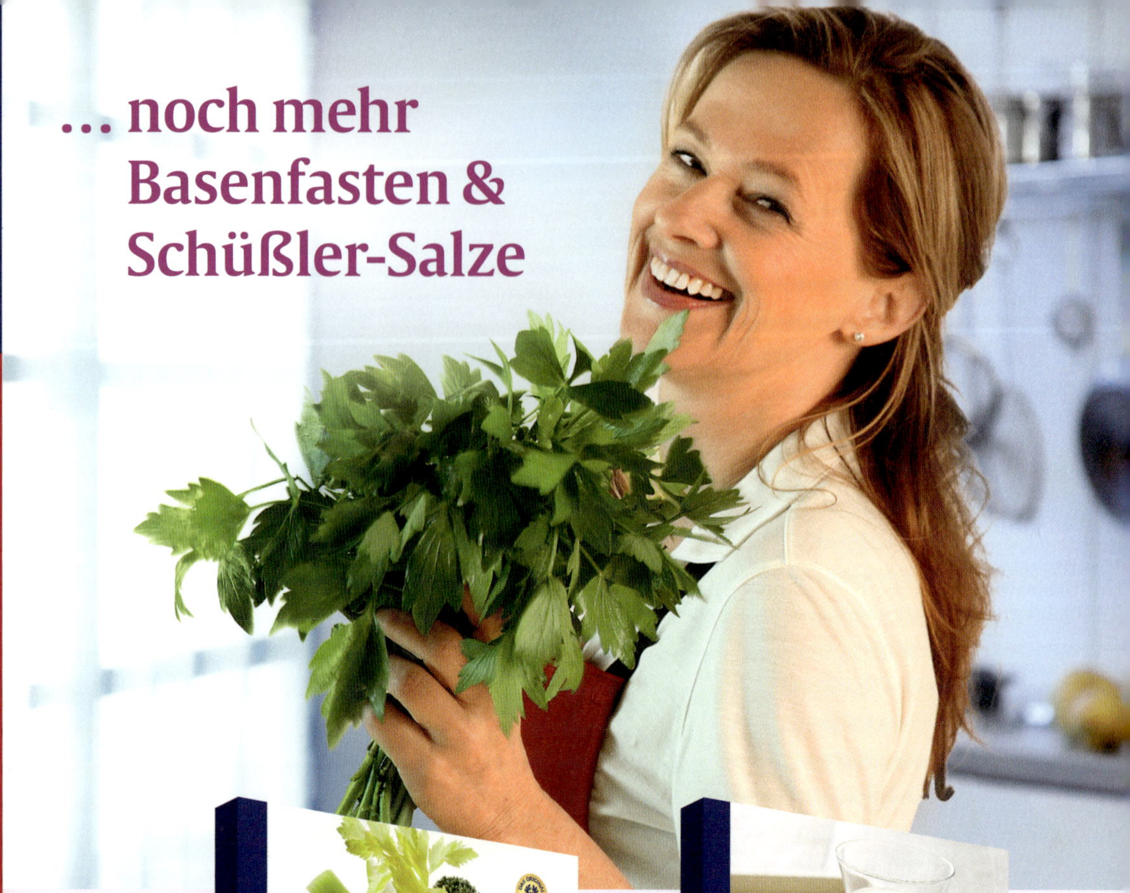

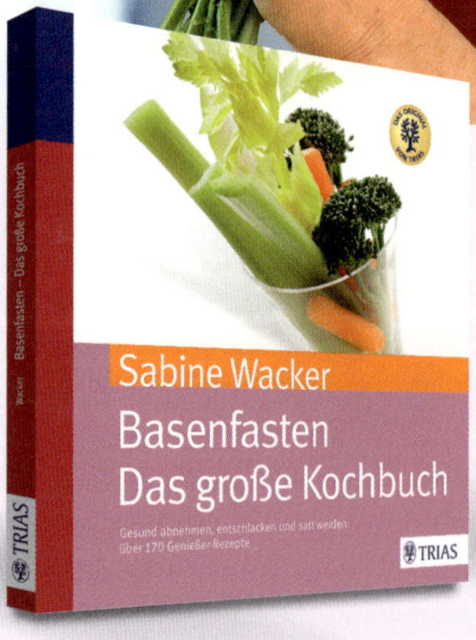

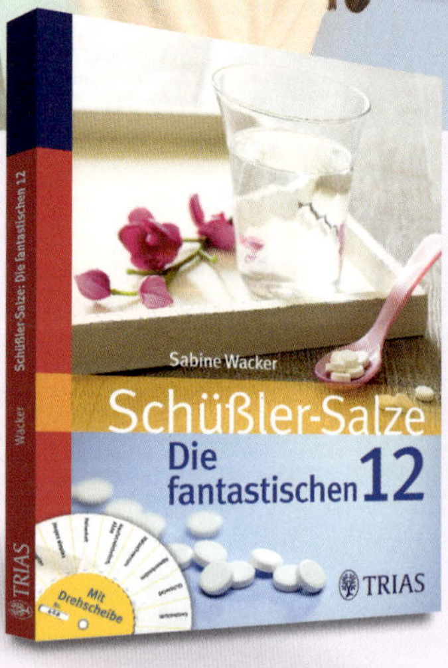

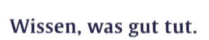
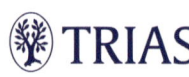

Basisches EntschlackungsBad

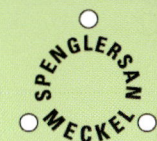

- **Basisch gesund**

- **Sanfte Ausleitung über die Haut**

- **Stressfrei durch unser Wohlfühlbad mit Halbedelsteinen**

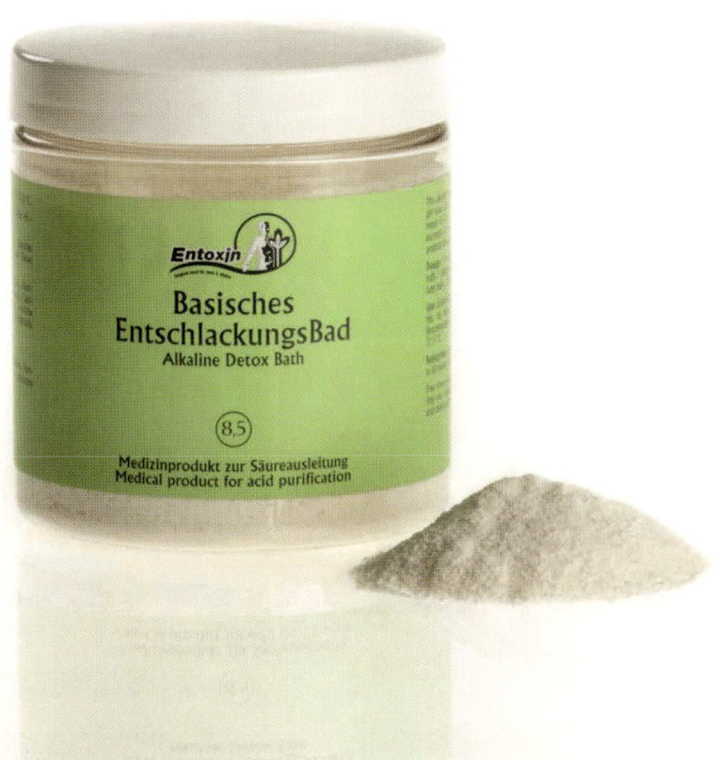

Bestandteile: Natriumcarbonat, Natriumhydrogencarbonat, Meersalz, Calciumcarbonat, Himalaya-Salz, natürliche Mineralien, Aquamarin, Bergkristall, Rosenquarz. **Dosierung:** 3 EL auf ein Vollbad, 1 EL auf ein Sitzbad und Babybad, 1 EL für ein Fußbad. **Anwendung:** Empfohlene Badetemperatur 36-37,5 Grad. Baden Sie mindestens 15 Minuten, ideal sind 30-60 Minuten oder länger, damit über den osmotischen Druck die Entsäuerung über die Haut voll wirksam wird.

www.spenglersan.de

Saisonkalender Gemüse

Saison heimischer Lebensmittel

Lagerware heimischer Lebensmittel

Importware

Lebensmittel	JAN	FEB	MÄR	APR	MAI	JUN	JUL	AUG	SEP	OKT	NOV	DEZ
Auberginen						JUN	JUL	AUG	SEP			
Austernpilze	JAN	FEB	MÄR	APR	MAI	JUN	JUL	AUG	SEP	OKT	NOV	DEZ
Avocados												
Blumenkohl / Romanesco					MAI	JUN	JUL	AUG	SEP	OKT		
Brokkoli					MAI	JUN	JUL	AUG	SEP	OKT	NOV	
Champignons	JAN	FEB	MÄR	APR	MAI	JUN	JUL	AUG	SEP	OKT	NOV	DEZ
Chicorée	JAN	FEB	MÄR							OKT	NOV	DEZ
Chinakohl	JAN	FEB	MÄR	APR	MAI	JUN	JUL	AUG	SEP	OKT	NOV	DEZ
Eichbergsalat / Eisbergsalat					MAI	JUN	JUL	AUG	SEP	OKT	NOV	
Endiviensalat					MAI	JUN	JUL	AUG	SEP			
Erbsen, frisch						JUN	JUL	AUG				
Feldsalat	JAN	FEB								OKT	NOV	DEZ
Fenchel						JUN	JUL	AUG	SEP	OKT		
Friseesalat							JUL	AUG	SEP	OKT	NOV	DEZ
Frühlingszwiebeln					MAI	JUN	JUL	AUG	SEP	OKT		
Grüne Bohnen					MAI	JUN	JUL	AUG	SEP	OKT		
Grünkohl	JAN	FEB									NOV	DEZ
Gurken						JUN	JUL	AUG	SEP	OKT		
Kartoffeln						JUN	JUL	AUG	SEP	OKT		
Knollensellerie							JUL	AUG	SEP	OKT	NOV	
Kohlrabi					MAI	JUN	JUL	AUG	SEP	OKT	NOV	
Kopfsalat / Lollo rosso					MAI	JUN	JUL	AUG	SEP	OKT		
Kräuterseitlinge (Zuchtpilze)	JAN	FEB	MÄR	APR	MAI	JUN	JUL	AUG	SEP	OKT	NOV	DEZ
Kresse			MÄR	APR	MAI	JUN	JUL	AUG	SEP			
Kürbis									SEP	OKT	NOV	
Lauch	JAN	FEB	MÄR	APR							NOV	DEZ
Löwenzahn			MÄR	APR	MAI							
Mangold					MAI	JUN	JUL	AUG	SEP	OKT	NOV	DEZ
Meerrettich									SEP	OKT	NOV	
Möhren						JUN	JUL	AUG	SEP	OKT		